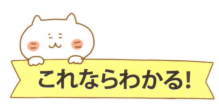

これならわかる！

心電図の読み方

～モニターから12誘導まで～

大島一太 著

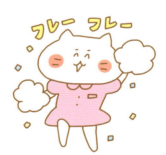

ナツメ社

推薦のことば

　近年、ほとんどの心電計は、記録と同時に心電図診断を打ち出してくれます。しかしながら、自動心電計による診断では、必ずしも正確とは限りませんし、2度の心電図記録のわずかな変化を読み取ることもできません。従って、自動心電計のレポートを鵜呑みにしていると、重篤な病態を見落とすことになりかねません。心電図をとるからには、所見を適切かつ正確に評価できるようになりたいものです。とくに、集中治療室や救急救命センターなどでは、最初に心電図を記録するナースや生理検査技師が、評価できる心電図を記録し、その結果についても的確な判断ができることが要求されます。

　こうしたニーズに応えてくれるのが、本書です。1章では、イラストを多用し、心臓のしくみや心電図のしくみを優しく語りかけるように解説しています。実際の心電図の判読については、著者の大島一太先生が日頃の診療で担当した患者さんの心電図の中から教材にふさわしい特徴的なものを選び、病態をやさしく解説したうえで、丁寧に所見をとり、解説しています。

　本書を読み込むうちに「臨床的背景を考慮に入れ、正確にとった心電図所見から、心臓に起こっている病態を考え、診断をつけていく」という心電図判読の基本が習得されていきます。これは著者が日頃の診療で、必ずこのステップを繰り返しているからであり、また、日々の心電図判読において、人に教えることをイメージしているからこそ、本書をまとめることができたのだと思います。そういう診療をされている大島一太先生に敬意を表します。

　この書を読み終えると、心電図が好きになります。心電図をとる目的が理解でき、所見を正確にとり、病態が理解でき、そして、心臓に何が起こっているかを推測できるようになります。

　心電図をこれから学びたい人、ステップアップしたい人に、ぜひとも、一読を勧めます。

東京医科大学循環器内科学分野　名誉教授
山科　章

はじめに

　近年の高齢化に伴い、心臓病の患者さんは急増し、循環器科だけでなく、多岐にわたる診療科目で遭遇する機会が増えています。心臓病の患者さんは、急性心筋梗塞や命にかかわる危険な不整脈などによって、急変や突然死、ときに瞬間死を招く場合も少なくありません。このため臨床の最前線では、医師だけでなく、看護師や検査技師など、どの診療科目で働く誰もが、心電図を正確に判読し、異常や危険を察知できる実力が求められています。

　みなさんがモニター心電図で異常をみつけたとき、実臨床の場では、ベッドサイドに急行し、速やかに12誘導心電図を記録、正しく判読し、初療にあたらなければなりません。本書は、そういった実臨床の流れに則し、モニター心電図だけでなく、12誘導心電図の詳しい読み方も、初学者向けにわかりやすく解説しました。

　みなさんの学ぶ熱意が、患者さんへの大きな貢献につながります。その第一歩として、ぜひ本書を手にとっていただいたみなさんには、モニター心電図は言うまでもなく、12誘導心電図も正しく判読できる実力を身につけていただきたいのです。

　みなさんが臨床の最前線でご活躍され、みなさんを通じて患者さんに貢献できることを希望しております。

　最後に、一挙手一投足にわたりご指導いただいた恩師山科章先生、また本書執筆の貴重な機会をいただいたナツメ出版企画の梅津愛美氏、私の無理難題をほぼ全て受け入れ、深夜まで編集にあたってくれた赤司洋子氏に、心より感謝を申し上げます。

2017年　春

著者　大島一太

Contents

はじめに 3

第1章　心電図のきほん

- [1] 心臓のしくみと働き 10
  - ■ 心臓は、どんな臓器？ 10
  - ■ 血液はどんな経路で循環する？ 11
  - ■ 心臓の刺激は、どんな経路で伝わるの？ 12
    - ▶ 心電図を発明した人は？／▶ 刺激伝導系の発見者は日本人？ ... 13

- [2] 心電図の種類と特徴 14
  - ■ 心電図からなにがわかるの？ 14
  - ■ 12誘導心電図の特徴 14
  - ■ モニター心電図の特徴 15
  - ■ ホルター心電図の特徴 16
  - ■ イベント心電図の特徴 16
  - ■ 運動負荷心電図の特徴 17

- [3] 心電図を記録してみよう 18
  - ■ 12誘導心電図を記録しよう 18
    - ▶ 心臓の興奮と電極の関係／▶ 右側誘導と背部誘導 20
  - ■ モニター心電図を記録しよう 22
    - ▶ モニター心電図の管理は？ 22
  - ■ 安定した波形をモニターできないときは…… 24
    - ▶ 疾患に応じた波形をモニターしよう 25

- [4] 心電図のしくみ 26
  - ■ 基本波形であらわれる3つの山とは？ 26
  - ■ 波形があらわす心臓の働き 27
  - ■ 波形の向きがあらわすものは？ 28

- [5] 心電図を判読してみよう 29
  - ■ 記録紙の目盛りの単位 29
  - ■ 波形の高さと幅は、どう読むの？ 30
  - ■ 心電図から心拍数を求めよう 31
  - ■ 12誘導心電図は、どう読むの？ 32

第2章 基本波形を読み取る

P波からわかること 34

- P波とは 34
- 心房の興奮をあらわすP波 35
- 洞調律とは？ 35
- 洞調律のP波を読み取る 35
  - ▶ 洞調律の心電図診断 37
  - 症例① 洞調律のP波を読み取ろう 38
  - 症例② （Ⅰ・Ⅱ・aVF・V5誘導で）上向きでないP波をみつけたら 39
  - 症例③ （Ⅰ誘導で）下向きのP波をみつけたら 40
  - 症例④ （Ⅰ誘導で）下向きPの波をみつけたら 41
  - ▶ 右胸心とは？／▶ 右胸心の電極のつけ方 42
- 異常な形のP波を読み取る 43
  - 症例① （Ⅱ誘導で）高くとがったP波をみつけたら 45
  - 症例② （Ⅱ誘導で）ふたこぶのP波をみつけたら 46
  - 症例③ （V1誘導で）巨大な下向きの陰性P波をみつけたら 47

QRS波からわかること 48

- QRS波とは 48
- 心室の興奮をあらわすQRS波 49
- （V1-6誘導で）心臓の移行帯、回転方向を読み取る 50
- （Ⅰ・aVF誘導で）心臓の軸偏位を読み取る 51
  - 症例① （V1-3誘導で）ジグザグR波をみつけたら 54
  - 症例② （V5-6誘導で）幅広いQRS波をみつけたら 55
- QS波、異常Q波を読み取る 56
  - 症例① QS波をみつけたら 57
  - 症例② 異常Q波をみつけたら 58
  - ▶ QS波、異常Q波を読み取るときのポイントは？ 58
  - 症例③ （Ⅰ・aVL・V5-6誘導で）小さなq波をみつけたら 59
  - ▶ QS波のなりたち 59
  - 症例④ （V1-4誘導で）小さなr波をみつけたら 60
- 高いR波を読み取る 61
  - ▶ 求心性左室肥大と遠心性左室肥大 61
  - 症例① （V5-6誘導で）高いR波をみつけたら ① 62
  - 症例② （V5-6誘導で）高いR波をみつけたら ② 63
  - ▶ 左室肥大の心電図の読み方 64
  - 症例③ （Ⅰ・Ⅱ・Ⅲ・V1-6誘導で）小さなqrs波をみつけたら 65
  - ▶ 心膜液貯留と心タンポナーデ 66
  - ▶ なぜ心電図が低電位になるの？ 67

ST部分からわかること

- ST部分とは 68
- 心室の興奮が回復するまでをあらわすST部分 69
- ST上昇を読み取る 70
  - 症例① （V1-4誘導で）下に凸型のST上昇をみつけたら 71
- 虚血性心疾患ってなに？ 72
- 虚血性心疾患のST上昇を読み取る 73
  - ▶ 急性心筋梗塞の超急性期 ／ 誘導でわかる急性心筋梗塞の領域 ... 73
  - ▶ 急性心筋梗塞における心電図の経時的変化 74
- ST上昇の鏡像を読み取る 75
  - ▶ 背部誘導、右側誘導を活用しよう 75
  - 症例① （V1-4誘導で）ST上昇をみつけたら 76
  - ▶ 急性心筋梗塞の検査と診断、治療の流れ 77
  - 症例② （V1-6誘導で）ST上昇をみつけたら 79
  - 症例③ （Ⅱ・Ⅲ・aVF誘導で）ST上昇をみつけたら 80
  - ▶ 急性下壁心筋梗塞に併発する右室梗塞に注意 81
  - ▶ 急性心筋梗塞（acute myocardial infarction：AMI） 82
- ST低下を読み取る 83
  - 症例① 水平型・下降型のST低下をみつけたら 84
  - ▶ 狭心症の心電図診断 85

T波からわかること

- T波とは 86
- 心室興奮の回復をあらわすT波 87
- 異常なT波を読み取る 87
  - 症例① 下向きのT波をみつけたら ① 89
  - 症例② （V1-3誘導で）下向きのT波をみつけたら ② 90
  - 〈似ている異常波形の鑑別①〉 急性肺塞栓症と虚血性心疾患 91
  - 症例③ （V3-6誘導で）高いR波と巨大な下向きのT波をみつけたら ... 92
  - ▶ 肥大型心筋症とは？ 93
  - ▶ 心エコー図やMRIで、肥大型心筋症をみてみよう 94
  - 症例④ （V4-6誘導を中心に）巨大な下向きのT波をみつけたら ... 95
  - ▶ たこつぼ心筋症（takotsubo cardiomyopathy）とは？ 96
  - 〈似ている異常波形の鑑別②〉 急性前壁中隔心筋梗塞と心尖部肥大型心筋症とたこつぼ心筋症 ... 97
  - 症例⑤ （V1-4誘導で）下向きのT波をみつけたら 98
  - 症例⑥ （V1-4誘導で）高くとがった幅の狭いT波をみつけたら ... 99

U波からわかること ... 100
- U波とは ... 100
- 正常U波と異常U波 ... 101
- 下向きのU波を読み取る ... 101
  - 症例① （V2-6誘導で）下向きのU波をみつけたら ... 102
  - 症例② 運動負荷試験で下向きのU波があらわれたら ... 104
- 目立つ上向きのU波を読み取る ... 105
  - 症例① （広範囲の誘導で）目立つ上向きのU波をみつけたら ... 105

QT間隔からわかること ... 106
- QT間隔とは ... 106
- 心室の興奮の始まりから回復終了までをあらわすQT間隔 ... 107
- QT延長、QT短縮を読み取る ... 108
- QT延長症候群 ... 108
  - 症例① （広範囲の誘導で）QT延長とST延長をみつけたら ... 109
  - 症例② （aVR誘導で）QT延長と高いR波をみつけたら ... 111
  - 症例③ （広範囲の誘導で）QT延長と目立つ上向きのU波をみつけたら ... 112
- torsade de pointes (TdP) とは？ ... 113
- 先天性QT延長症候群について ... 114
- QT短縮症候群について ... 115
- QT延長の判読のコツは？ ... 115
  - 症例① QT短縮をみつけたら ... 116
  - ▶12誘導心電図の読み方のコツ／▶12誘導心電図を読むときのチェックポイント ... 117

第3章 不整脈の波形を読み取る

- 正常洞調律 ... 120
  - ▶不整脈をみつけたとき、ドクターコールのポイントは？ ... 121
- 洞不整脈 ... 122
- 洞頻脈 ... 124
  - ▶年齢によって異なる心拍数 ... 125
- 洞徐脈 ... 126
- 上室期外収縮 ... 128
- 心室期外収縮 ... 130
  - ▶早いタイミングであらわれたP´波を読む ... 134
  - ▶心室期外収縮に似た波形を読む ... 135
- 心房細動 ... 136
  - ▶心房細動の管理 ... 139
- 心房粗動 ... 140

- ■ 発作性上室頻拍 ········· 145
- ■ 心室頻拍 ········· 150
  - ▶ torsade de pointes：TdP（トルサードドポアント） ········· 153
  - ▶ 電気的除細動器ってなに？ ········· 154
- ■ 心室細動 ········· 155
  - ▶ 心室細動に電気的除細動を行うときのポイント ········· 158
  - ▶ AED（自動体外式除細動器）ってなに？ ········· 159
  - ▶ Brugada症候群 ········· 160
- ■ 洞不全症候群 ········· 161
  - ▶ 自覚症状を確認 ········· 165
- ■ 房室ブロック ········· 167
- ■ 1度房室ブロック ········· 168
- ■ 2度房室ブロック ········· 170
- ■ 3度（完全）房室ブロック ········· 174
  - ▶ 補充収縮と補充調律 ········· 177
  - ▶ 完全房室ブロックの重症度を考えよう ········· 178
  - ▶ ペースメーカの種類と特徴は？／▶ペースメーカの心電図 ········· 179

第4章 特徴ある異常波形を読み取る

WPW症候群 ········· 182
- ■ 幅広いQRS波にみられるデルタ波 ········· 182
- ■ デルタ波の向きから副伝導路の位置を判読しよう！ ········· 183
- ■ 合併症の治療と対応 ········· 184
- ■ WPW症候群の治療と対応 ········· 185
  - 〈似ている異常波形の鑑別①〉 A型WPW症候群と右脚ブロック ········· 186
  - 〈似ている異常波形の鑑別②〉 B型WPW症候群と左脚ブロック ········· 188
  - 〈似ている異常波形の鑑別③〉 C型WPW症候群と陳旧性前壁心筋梗塞 ········· 190

Brugada症候群 ········· 192
- ▶ Brugada症候群とは？ ········· 193
- 症例① （V1-2誘導で）右脚ブロック様波形にST上昇をみつけたら ········· 197

急性心筋梗塞 ········· 198
- 症例① （V1-4誘導で）ST上昇をみつけたら ········· 198
- ▶ 急性心筋梗塞とは？ ········· 199
- 〈似ている異常波形の鑑別①〉 急性前壁中隔心筋梗塞の超急性期と早期再分極 ········· 200
- 症例② （Ⅱ・Ⅲ・aVF誘導で）ST上昇をみつけたら ········· 202
- 症例③ 右室梗塞の合併を確認しよう ········· 203

索引 ········· 204

【第 1 章】

心電図のきほん

心電図の種類とその特徴、
心電図の波形が心臓のどのような状態を
あらわしているのかなど、
まずは心電図の基本から学びましょう。

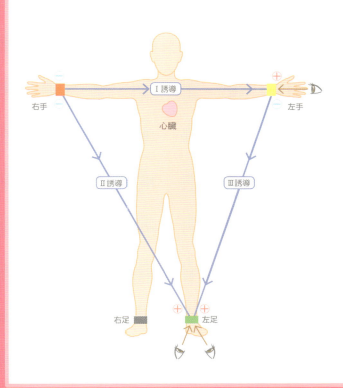

心電図のきほん ❶
心臓のしくみと働き

心電図は、心臓の状態を知る手がかりとなる検査のひとつです。
心電図の基本を学ぶ前に、まず心臓の構造や働きを知っておきましょう。

■ 心臓は、どんな臓器？

　心臓は左右の肺の間に挟まれるように、体の中心からやや左側にあります。大きさはその人の握り拳大ほどで、重さは成人で250〜300gです。この小さな臓器が、ポンプの働きをして全身に血液を循環させる役割を担っています。心臓から、酸素を多く含んだ動脈血が拍出され、いろいろな組織に酸素を送り届け、その後酸素が少なくなった静脈血が再び心臓に戻ってくるという循環をしています。

　心臓は4つの部屋に分かれています。上の部屋を心房、下の部屋を心室といい、それぞれ心房中隔、心室中隔という筋肉の壁によって左右に分けられています。左側を左心系、右側を右心系といいます。

　心臓は筋肉でできた袋のような臓器で、この心筋を養う血管は、心臓の表面を王様の冠のように取り巻いて流れていることから、「冠動脈」と名づけられています。冠動脈は直径2〜3mm程度の細い血管が右側に1本（右冠動脈）、左側には左冠動脈が1か所（左主幹部）から2本（左前下行枝と左回旋枝）に分かれており、便宜上**3本と1か所**と数えます（図1）。

図1　冠動脈

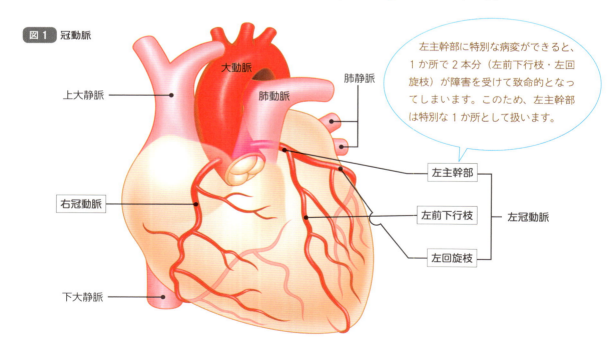

左主幹部に特別な病変ができると、1か所で2本分（左前下行枝・左回旋枝）が障害を受けて致命的となってしまいます。このため、左主幹部は特別な1か所として扱います。

血液はどんな経路で循環する？

　心臓によって送り出される血液は、どのような経路で体を巡っているのでしょうか。

　全身を流れきった血液は、図2のように静脈血となって頭や手足の先から上大静脈・下大静脈（①）を通り、右心房（右房）（②）に流れ戻ってきます。右心房から三尖弁を通過して右心室（右室）（③）に入った血液は、今度は一度心臓の外に送り出され、肺動脈弁から肺動脈（④）を通って、肺へと向かいます（⑤）。

　私たちは肺で呼吸をしています。肺で酸素を取り込み、酸素を多く含んだ動脈血が、肺から肺静脈（⑥）を通って左心房（左房）（⑦）に戻ってきます。この動脈血は、左心房から僧帽弁を通過して左心室（左室）（⑧）へと流れ込み、左心室の強力な収縮によって一気に加速し、大動脈弁から大動脈（⑨）を通って全身に向かって送り出されます（⑩）。

　酸素を多く含む動脈血が各臓器や組織、両手・両足の先まで酸素を届け、そこで酸素を消費して、代わりに酸素が少なくなった血液が静脈血として、再び上大静脈や下大静脈を通って心臓に戻ってきます。

　このように、血液は心臓のポンプの働きによって、体の中をぐるぐると循環しています。

図2　体循環と肺循環

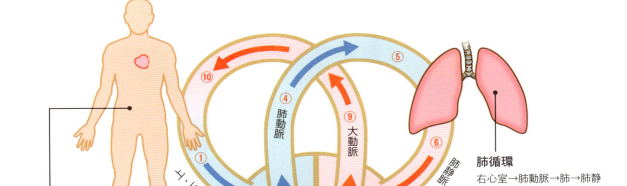

体循環
左心室→大動脈→全身の臓器・組織→上大静脈・下大静脈→右心房という全身を巡るルートの循環を体循環といいます。

肺循環
右心室→肺動脈→肺→肺静脈→左心房という肺を巡るルートの循環を肺循環といいます。

心臓（心室）が収縮するとき
　肺動脈弁と大動脈弁が開いて、右心室から肺動脈へ、左心室から大動脈へ、それぞれ血液が送り出されます。

心臓（心室）が拡張するとき
　三尖弁と僧帽弁が開いて、右心房から右心室へ、左心房から左心室へ、それぞれ血液が送り込まれます。

●ドクターからコメント

　心臓を聴診すると、心臓の鼓動は「ドクン・ドクン…」と聴こえますね。この「ドクン」という心音の最初の「ド」は、僧帽弁（と三尖弁）が閉じる音、次の「クン」は大動脈弁と肺動脈弁が閉じる音です。

心臓の刺激は、どんな経路で伝わるの？

　心臓は、心房から心室に向かって流れるごくわずかな電気の刺激によって、心房と心室が興奮し、ポンプのように収縮と拡張を繰り返しています（図4）。この電気の流れを体の表面から記録したものが心電図です。そして、この電気刺激は、心臓にある一定の通り路を通って流れており、この一連の電気の通り路のことを**刺激伝導系**といいます（図3）。

　正常な刺激伝導系は、上大静脈と右房がつながっているところ、つまり右房のいちばん右上にある**洞結節**から刺激を発生します。洞結節は、まるで灯台の光のように一定のリズムで規則正しく電気の刺激を発生し、これが心拍の速さ、つまり**心拍数**を決めています。

　洞結節から発生した電気の刺激は、心房全体に伝わって心房を収縮させながら、心房と心室の間にある**房室結節**に集まってきます。そして洞結節からの刺激を受け取った房室結節は、少しだけ刺激の伝わる時間を遅らせてから、心室へ向かう**ヒス束**に刺激を伝導します。このとき房室結節で心室へ向かう刺激の伝導を遅らせるのは、心房の収縮がしっかり終わる前に、刺激が心室に伝導して心室の収縮が始まってしまうのを防ぐためです。

　ヒス束に伝わった電気の刺激は、すぐに**右脚**と**左脚**の2つに分かれて、それぞれ右室と左室へ向かいます。右脚と左脚は、さらに細かく枝分かれした**プルキンエ線維**となって心室全体に刺激を伝導し、心室が収縮します。

　このように洞結節から発生した電気刺激は、房室結節、ヒス束、右脚と左脚、プルキンエ線維へと、一定の通り道を逆流することなく一方通行で伝わっていきます。

図3　刺激伝導系のしくみ

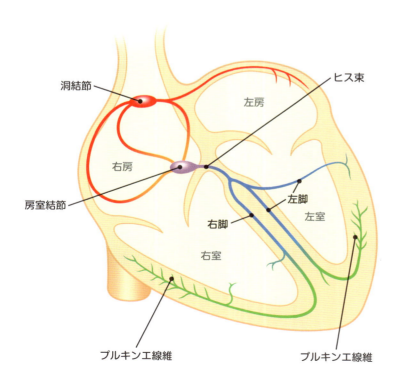

図4 心筋の収縮

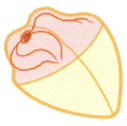
心房の収縮

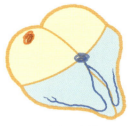
心室の収縮

・ドクターからコメント

洞結節はまるで灯台のように、一定の頻度で電気刺激を発生します。この灯台からの電気刺激が、刺激伝導系を通って心房から心室へと伝わることで、心臓は規則正しく収縮・拡張できるのです。

心電図を発明した人は？

　1903年に、オランダの生理学者ウィレム・アイントホーフェン（Wilem Einthoven／1860-1927）が心電計を発明しました。そのころに記録された波形は、実は現在のものとほとんど変わらず正確であったとされていますが、なんと、その波形の意味をだれも理解できず、医療に役立てることができなかったという説があります。

　そんな中、心電計が発明された年に日本人の田原淳先生が、心臓の中央にありながら役割がわからない「ヒス束」という筋肉の束の働きを解明する研究を始めたのです。そして、1905年に「刺激伝導系」を発見、そこに電気刺激が伝わることで心臓が正しく拍動し、ヒス束もその経路の一部であることをつきとめました。さらに房室結節（別名：田原結節）も発見し、この田原先生の研究から、心電図は心臓の電気刺激の流れを記録したもので、波形の乱れから心臓の異常を診断できるということがわかるようになったのです。

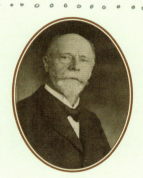
Wilem Einthoven

刺激伝導系の発見者は日本人？

　田原 淳（たわら すなお／1873年7月5日 - 1952年1月19日）／日本の病理学者。

　1901年、東京帝国大学医学部を卒業。1903年にドイツに留学し、マールブルク大学の病理学教室でルードヴィッヒ・アショフ（Ludwig Aschoff）に師事。哺乳類の心臓筋肉について研究を行い、1905年に、心臓刺激伝導系における重要な役割をもつ特殊な心筋線維「房室結節」を発見し、心臓の刺激伝導系の存在を明らかにしました。このため房室結節は、「田原結節」や「アショフ=田原結節」ともいわれています。1906年に、その研究結果を『哺乳動物の心臓における刺激伝導系統』と題して発表しています。

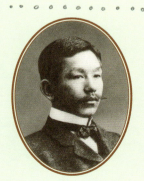
田原　淳

写真提供：PPS（ウィレム　アイントホーフェン）、朝日新聞社（田原淳）

♥心電図のきほん ❷
心電図の種類と特徴

日常臨床で使われる心電図には、12誘導心電図やモニター心電図、ホルター心電図、運動負荷心電図などがあります。それぞれの特徴をご紹介しましょう。

■ 心電図からなにがわかるの？

　心臓を流れるごくわずかな電気の興奮を、体の表面から記録したものが心電図です。心電図に描かれる波形から、狭心症や心筋梗塞といった虚血性心疾患、不整脈、心房負荷や心臓肥大、電解質異常などがわかり、多岐にわたる疾患の診断に役立ちます。患者さんに対する負担が少なく、非侵襲的で痛みもないため、心疾患を疑った場合の最初に行うべき検査として、広く活用されています。一般によく使われる心電図検査には、標準12誘導心電図（12誘導心電図）やモニター心電図、ホルター心電図、運動負荷心電図などがあります。

■ 12誘導心電図の特徴

　最も一般的で、詳しくわかるのが12誘導心電図です（図5、図6）。ベッドに臥床して、安静の状態で両手両足の4か所と前胸部6か所に電極をつけます。手足につけた電極から記録される6か所の心電図を肢誘導、胸部につけた電極から記録される6か所の心電図を胸部誘導といい、心臓に流れる電気刺激を合計12か所の方向から記録します。

　12か所の誘導を記録するのは、おもに心臓が障害されている部位や領域を診断するためです。例えば心筋梗塞のとき、心臓の前壁や下壁、側壁といった、心筋梗塞の領域診断が可能です。また、不整脈が心臓のどの部位から発生しているかなどを診断することもできます。可能な限り、12誘導心電図を正しく記録して、詳しく判読する習慣を身につけることが重要です。

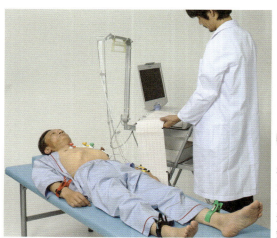

図5
12誘導心電計。電極を手足と胸の10か所につけることで、心臓に流れる電気刺激を12方向から記録できます。

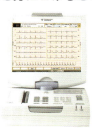

図6
12誘導心電計のモニター画面には、12か所の誘導が波形として記録されます。

アドバイス
12誘導心電計は、10か所に電極をつけて、12方向から心筋の電気的興奮を記録する心電図です。

◯メリット
- 12方向から心臓を観察できる
- 電気刺激の変化を詳しく観察できる
- 心筋梗塞の領域や不整脈の発生部位の詳しい診断ができる

⚠️デメリット
- 安静時に短時間の記録しかできない

どんなときに使うの？
- なるべくすべての患者さんに記録する

◾ モニター心電図の特徴

　前胸部に3個の電極をつけるだけで記録できる簡易的な心電図で、患者さんから離れた場所に設置したモニター画面に、心電図波形を表示することができます（図7）。

　長時間の継続的な観察にすぐれ、心電図変化の診断やバイタルサインの見守りなどに使われています。危険な波形があらわれたときに、アラーム音で知らせる働きがあり、装着中の波形をすべて記録に残し、後で見直すことができたり、必要な心電図波形の部分を後で記録紙に印刷することもできます。心臓病の専門病棟だけでなく、集中治療室や救急処置室、手術室、一般病棟などで広く役立てられています。

　モニター心電図は、おもに心拍のリズムが乱れるような、いわゆる不整脈の診断に有効です。一方で電極をつけるのは3か所だけで、モニター画面に表示される波形はおもにひとつの誘導だけのため、12誘導心電図よりも明らかに情報が少なく、特に、病気がある心臓の部位や領域を正確に診断することは困難です。

　また、モニター心電図を装着している患者さんは、必ずしもベッド上で安静にしている必要はなく、動くことができるため、記録される心電図波形に**アーチファクト**＊も多くなります。モニター心電図で「おかしいぞ」と思ったら、患者さんの元へ急行し、すぐにきれいで正確な12誘導心電図を記録することが重要です。

＊ノイズ。心電図に心電図以外の現象が混入すること。

◯メリット
- 長時間にわたり継続的に観察できる
- 虚血、不整脈の診断
- バイタルサインの見守りなど
- 安静にしていなくても記録できる

⚠️デメリット
- おもに1誘導のみの観察になる
- 病院内しか使えない

どんなときに使うの？
- 集中治療室や救急処置室、手術室、一般病棟などでのバイタルサインの見守り
- 狭心症や不整脈の発作の記録

図7　モニター心電計とベッドサイドモニター画面

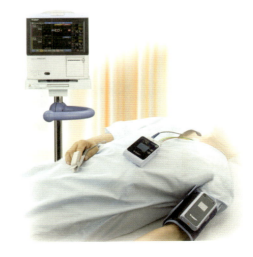

ホルター心電図の特徴

　小型のレコーダー装置を身につけ、<u>24時間連続した心電図を記録・観察するのが**ホルター心電図**</u>です（図8）。普段どおりの生活をしながら心電図を記録でき、<u>1日の最高・最低・平均心拍数、いつ発生するかわからない狭心症や不整脈の発作などを診断</u>できます。検査中に胸痛や動悸など、自覚症状があったときに患者さんが装置のボタンを押すと、その時間と心電図が記録され、症状と心電図を対比して、より正確に解析することができます。

　虚血性心疾患や不整脈の発作は、その瞬間の心電図を記録することが診断の鍵となり、重要です。安静時に短い時間で記録する12誘導心電図では、いつあらわれるかわからない発作の瞬間を記録することは難しく、このような場合に、<u>24時間にわたりすべての心拍を連続して記録できる</u>ホルター心電図検査は、威力を発揮します。

　しかし、一般に2つの誘導しか記録できず、心電図から得ることができる情報が不十分なことも多く、また24時間という長時間にわたり電極やレコーダーを装着してもらう必要があるため、患者さんの負担も少なくありません。

○ メリット
・24時間連続して記録できる
・患者さんが携帯できる

⚠ デメリット
・2つの誘導に限られる
・記録時間が限られ、発作の頻度が少ない場合は検出できないこともある

 どんなときに使うの？
・いつ発生するかわからない<u>虚血や不整脈の発作の記録</u>

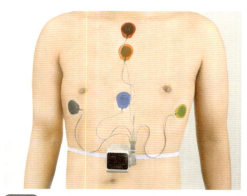

図8 ホルター心電計。電極と小型レコーダーを体につけて記録します。

イベント心電図の特徴

　症状があらわれる頻度がとても少なく、24時間ホルター心電図でも記録できない場合に用いられるのが**イベント心電図**です（図9）。

　胸痛や動悸などの自覚症状があったとき、患者さんが自分で記録できます。胸や手のひらに押し当てれば心電図を記録できるものや、胸に電極を取りつけ、ボタンを押すと一定時間記録できるものなどがあります。記録した心電図のデータは、病院や検査機関へ転送され、解析してもらうことも可能です。

○ メリット
・イベントの発生時だけ記録できる
・患者さんに貸し出し、携帯できる

⚠ デメリット
・長時間連続して記録できない

 どんなときに使うの？
・頻度が少ない<u>虚血や不整脈の発作の記録</u>

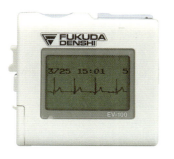

図9 イベントレコーダー。症状があったときに胸や手のひらに押し当てると、心電図が記録できます。

・ドクターからコメント
イベント心電図は患者さんに貸し出し、とても頻度の少ない発作を記録することができます。

運動負荷心電図の特徴

患者さんに運動してもらい、心臓に負荷を加えて、安静時の心電図ではみることができない変化を観察するのが**運動負荷心電図**です。運動によって発作があらわれる労作性狭心症や不整脈の診断だけでなく、運動によって心臓にどのような影響があらわれるかを調べたり、呼気ガスを測定して行う心肺機能運動負荷試験（cardiopulmonary exercise：CPX）によって、心不全の患者さんの重症度評価や運動処方といった心臓リハビリテーションを行うこともできます。

ただし、運動負荷試験は、運動することによって病態が著しく悪化する可能性がある疾患に対しては、禁忌です。

特に不安定狭心症では急性心筋梗塞や致死性不整脈を発症しやすく、非常に危険です。試験前には必ず詳細な病歴聴取を行い、安静時胸痛や数日以内に胸痛の頻度や程度が増悪している場合は、不安定狭心症を疑い、検査を行ってはいけません。また大動脈弁狭窄症や閉塞性肥大型心筋症も、運動負荷によって血行動態が悪化するため、禁忌です。

●Master二階段試験

年齢、性別、体重で決められた回数の階段昇降を一定時間で行う、非常に簡便な方法です。しかし、一般に負荷口の心電図モニターや血圧測定がなく、事故の発生に注意が必要です。

●トレッドミル

歩行というとても自然な運動で行う運動負荷試験で、より高い負荷を設定することができ、最も汎用されています（図10）。

●自転車エルゴメータ

固定式自転車で行い、上半身の動揺が少なく、心電図や血圧などの各種測定や注射などの処置が容易なことから、呼気ガス分析を行う心肺機能運動負荷試験や、核種を注射して行う運動負荷心筋シンチグラムなどに頻用されています（図10）。

図10 トレッドミル（上）と自転車エルゴメータ（下）

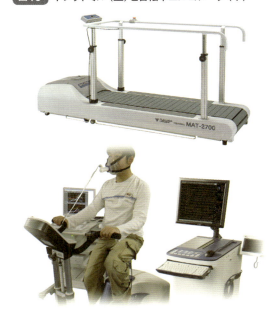

心電図のきほん ❸
心電図を記録してみよう

安静時はもちろん、虚血や不整脈の発作があれば、心電図を正確にタイミングよく記録することが求められます。まずは心電図を正しく記録できるようになりましょう。

◻ 12誘導心電図を記録しよう

　心電図を記録するための装置を**心電計**といいます。まず心電計は、ハムと呼ばれる交流電流障害を受けにくくするために、ほかの電子機器から離して設置し、アース線をつなぎます。アース線とは、漏れ電流を大地に逃がし、ハムの混入やリークによる感電を防止するためのコードです。

● 電極をつけるときのポイント

　心電計の電源を入れ、**紙送り速度25㎜/秒、振幅10㎜/mV**に設定します。

　基本は、患者さんの左側に立って検査を行います。患者さんには、腕時計やネックレスをはずし、上半身、両手首・足首が出るように服を脱ぎ、ベッドに仰向けに寝てもらいます。そして前胸部および手首、足首の内側にペーストを塗り、電極をつけます（図11、図12）。

　電極間のペーストがお互いにつながってしまうと、正確な心電図が記録できません。電極間のペーストは、離して塗りましょう。

　皮膚の脂肪分をアルコール綿などでふいて落とすと、よりきれいな心電図が記録できます。また、体毛が多い患者さんには、了解を得たうえで剃毛し、電極の吸盤をしっかりつけましょう。著しくやせた体型や乳がん術後などの患者さんでは、吸盤がうまくつかないことがあります。このようなときは、粘着テープ式の電極に換えて記録します。

図11　12誘導心電計の電極をつけた患者さん

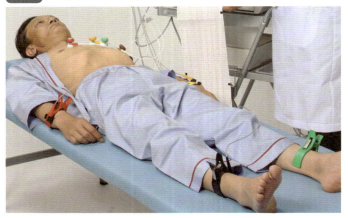

図12　吸盤タイプの胸部電極（上）と粘着テープ式の電極（下）

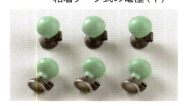
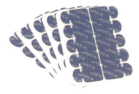

● 電極をつける位置

心臓をぐるりと取り囲むように、肢誘導と胸部誘導とを合わせ、12誘導を記録するのが12誘導心電図です。肢誘導とは手足、胸部誘導とは胸に電極をつけて記録する誘導のことです。12誘導の記録位置を示します。

● 肢誘導

両手首と両足首に電極をつけ、手足から心臓の電気興奮を記録したものが肢誘導です。肢誘導にはⅠ、Ⅱ、Ⅲ、aVR、aVL、aVF誘導の6つがあり、おもに心臓の電気興奮を前面からみて左右、上下の方向で観察しています（図13、図14、表1）。

肢誘導では右手が赤、左手が黄、左足が緑、右足が黒の電極で、右手から時計回り（右手-左手-左足-右足）に、赤、黄、緑、黒の順と覚えましょう。

電極の位置は、手首から腕のつけ根、足首から足のつけ根までの間であれば、波形に大きな変化はありません。四肢の切断、欠損などがあって電極をつけられない場合は、位置を変えて記録しましょう。

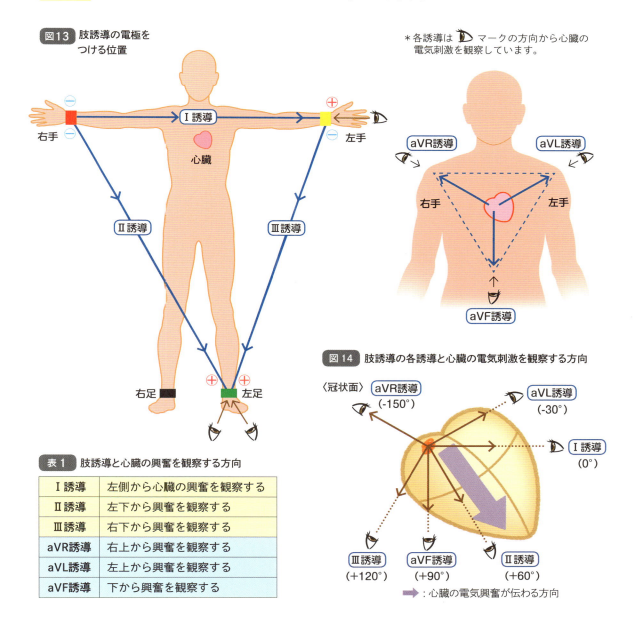

図13 肢誘導の電極をつける位置

＊各誘導は 👁 マークの方向から心臓の電気刺激を観察しています。

図14 肢誘導の各誘導と心臓の電気刺激を観察する方向

➡：心臓の電気興奮が伝わる方向

表1 肢誘導と心臓の興奮を観察する方向

Ⅰ誘導	左側から心臓の興奮を観察する
Ⅱ誘導	左下から興奮を観察する
Ⅲ誘導	右下から興奮を観察する
aVR誘導	右上から興奮を観察する
aVL誘導	左上から興奮を観察する
aVF誘導	下から興奮を観察する

● **胸部誘導**

心臓を右室の前から左室の左側に向かって取り囲むように電極をつけ、胸の体表面から心臓の電気興奮を記録したものが胸部誘導です。胸部誘導にはV1、V2、V3、V4、V5、V6誘導の6つがあり、横断面で、おもに心臓の右室前面から左室側壁を観察しています（図15、表2）。

表2 胸部誘導の電極の色とつける位置

誘導	色	つける位置
V1 誘導	赤	第4肋間胸骨右縁
V2 誘導	黄	第4肋間胸骨左縁
V3 誘導	緑	V2とV4の中間
V4 誘導	茶	左鎖骨中線第5肋間
V5 誘導	黒	左前腋窩線上V4と同じ高さ
V6 誘導	紫	左中腋窩線上V4と同じ高さ

図15 胸部誘導の電極をつける位置

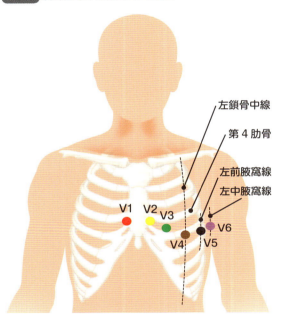

・アドバイス

胸部誘導は、V1-6誘導にかけて、赤・黄・グリーン・茶・黒・紫色の頭文字をとって、「せ・き・ぐ・ち・く・む」と覚えましょう。

〈横断面〉

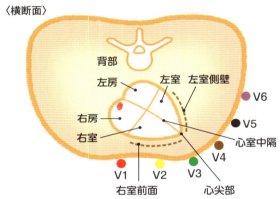

※横断面で心臓を下から見上げたとき

POINT 心臓の興奮と電極の関係

肢誘導は冠状面で、胸部誘導は横断面で、心臓の電気刺激による興奮を観察しています。胸部誘導の中でも、V1-3を右側胸部誘導、V4-6を左側胸部誘導といいます（図16）。

肢誘導のⅠ誘導は左室側壁側、Ⅱ誘導は心尖部、Ⅲ誘導は右室前面と左室下壁から、aVR誘導は右肩、aVL誘導は左肩、aVF誘導は真下から心臓の興奮をみています。また、胸部誘導のV1誘導は右室前面、V2誘導は右室と左室前壁側、V3-4誘導は心室中隔と左室前壁、V5誘導は左室前壁と側壁、V6誘導は左室側壁の電気興奮をみる誘導です。

このように記録された心電図が、12誘導心電図です（図17）。

図16 肢誘導と胸部誘導

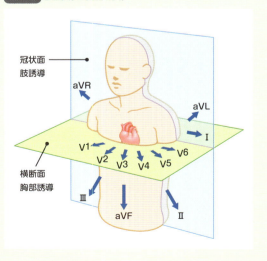

※正しくはV₁、V₂……と、胸部誘導を示す数字は小さく表記されますが、本書ではわかりやすく大きく表記して統一しています。

図17　12誘導心電計のモニター画面

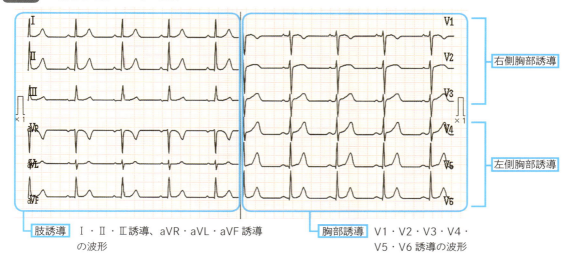

肢誘導　Ⅰ・Ⅱ・Ⅲ誘導、aVR・aVL・aVF誘導の波形

胸部誘導　V1・V2・V3・V4・V5・V6誘導の波形

右側胸部誘導 V1-3 は、おもに右室から左室前壁、心室中隔、心尖部の興奮を、左側胸部誘導 V4-6 は、左室前壁から左室側壁の興奮を観察しています。

右側誘導と背部誘導

心筋梗塞の中でも、特に右室梗塞や後壁梗塞は12誘導心電図では診断が難しいことがあり、**右側誘導**や**背部誘導**で記録すると、より正確に診断することができます（図18）。右側誘導とは、12誘導心電図の胸部誘導を対称にし、通常の記録とは逆に、胸の右側に向かってV3R-6R誘導を記録します。V3R-6Rの"R"とは、Right、つまり英語の右という意味です。また背部誘導は、V4-6誘導と同じ高さで背中に向かって、V7-9誘導を記録します。冠動脈の左回旋枝が責任病変のときに多くみられる後壁梗塞の診断に役立ちます。

図18　右側誘導と背部誘導の電極をつける位置

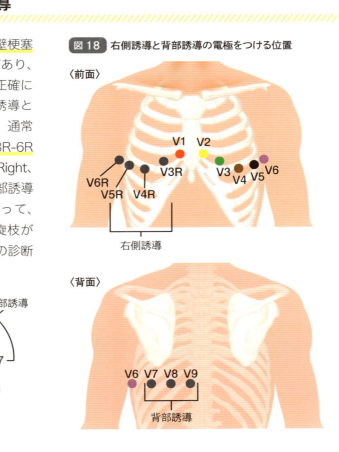

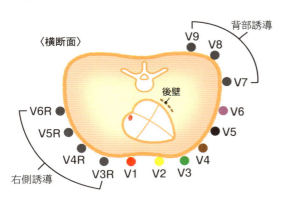

■ モニター心電図を記録しよう

モニター心電図は、送信機から出ている3色のコードをシール式の電極に取りつければ、簡単に心電図波形があらわれます（図19）。何となく適当に3つの電極を胸にはりつけてしまえば、それらしい心電図の波形はあらわれますが、それではいけません。電極をつける位置によって、描かれる波形が大きく変わってしまうのです。多くのモニター心電図は、ひとつの誘導の波形しかモニターできないため、3つの電極を胸にはりつける位置が特に重要です。

●3つの電極をはりつける位置

モニター心電図の送信機についた誘導コードは3本あります。緑色の陽極（＋）コード、赤色の陰極（－）コード、そして黒色コードのアースです。この3本のコードを、裏がシールになった使い捨ての電極に接続し、患者さんの胸にはりつけ、心電図波形をモニターします。アース線は、漏れ電流を大地に逃がし、ハムという交流電流の混入やリークによる感電を防ぐためにはりつけます。

まずは心尖部に緑色の電極コード、胸骨上部に赤色の電極コードを、そして右側胸部の適当な位置に黒色アースをはりつけて、モニターを始めてみましょう。電極をはりつける位置が変わると、図21のように波形が大きく変化するので注意してください。

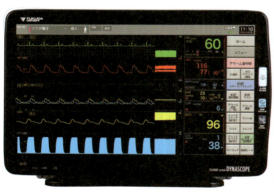

図19 モニター心電計のモニター画面

モニター心電図の管理は？

モニター心電図には、ベッドサイドモニターという有線式と、セントラルモニターという無線式のものがあります。

〈有線式モニター心電図〉
患者さんとモニター画面がコードでつながっているため、おもに集中治療室や救急処置室、観察室、寝たきりの患者さんなどに対して使われます。

〈無線式モニター心電図〉
ナースステーションなど患者さんから離れた所にモニター画面が設置されており、患者さんに装着した送信機から無線で波形を送信し、複数の患者さんの波形を1台のモニター画面で確認、記録することができます（図20）。

図20 複数の患者さんの波形をモニター画面で観察できる、無線式モニター心電図。

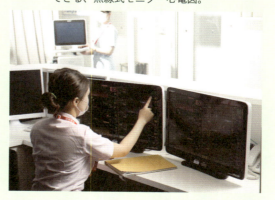

図21 電極をはりつける位置

陽極コード ●緑（＋）　陰極コード ●赤（－）　アース線 ●黒

①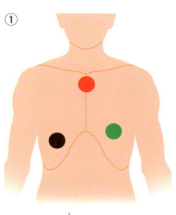
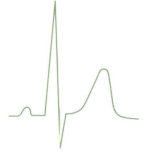

②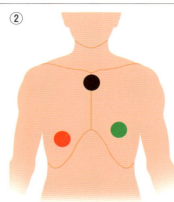
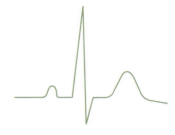

・アドバイス
①②が通常よく使われる電極をはりつける位置です。

③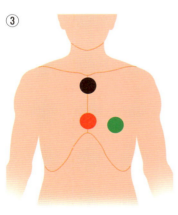
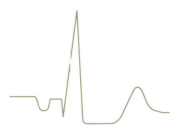

④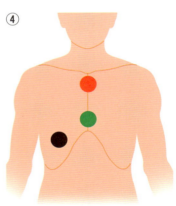
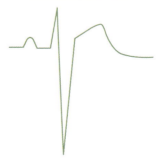

●電極をはりつけるときの手順

モニター心電図をきれいに安定して記録するためには、電極をうまくはりつけることがポイントです。

① アルコールで皮膚の脂をきれいにふきましょう。アルコール綿を使用した際に発赤などのアレルギー症状があらわれたことがある患者さんには、無理に使う必要はありません。
② 体毛が多い患者さんは、十分に了解を得たうえで剃毛し、続けてサンドテープで皮膚をこすって電極と皮膚の接触をよくします。
③ 必ず先に誘導コードを電極に取りつけてから、続けて電極の裏面シールを剥がし、接着のりのついた面を患者さんの胸にはりつけます。電極シールを先に胸にはりつけてしまうと、誘導コードを取りつけるときに胸を押されて強く痛んだり、高齢者では、肋骨が骨折してしまったりすることもあります（図22）。
④ 図24を参考に、きれいな波形があらわれる誘導を選択します。
⑤ 誘導コードをテープで軽く固定すると、よりきれいで正確な波形をモニターできます（図22）。
⑥ 送信機に電池が入っていることを確認します。なるべく新しい電池に交換し、送信機のスイッチを"ON"にします。
⑦ 波形があらわれないときは、送信機とモニター画面の信号チャンネルが合っているか確認しましょう。

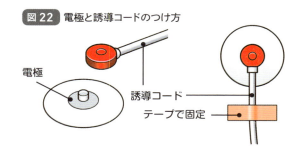

図22 電極と誘導コードのつけ方

安定した波形をモニターできないときは……

モニター心電図で、安定した波形を記録できないときの対処法です（図23）。

① **基線が動揺する場合** 呼吸の影響が考えられます。電極の位置を変えてみましょう。
② **基線が細かく揺れる場合** ハムと呼ばれる交流電流障害が混入している状態が考えられます。アースの位置を変えるか、周辺の電子機器の電源を"OFF"にしてみます。
③ **ハムよりもさらに細かく基線が揺れる場合** 筋電図の混入を疑います。患者さんが小刻みに震えているときにあらわれます。気分的にリラックスしてもらうなどで改善します。
④ **きれいな波形が、突然機械的な四角い波形に変化した場合** コネクターの接続不良や、電極が乾いているときにあらわれます。接続を確認したり、電極を新しいものにはり替えてください。

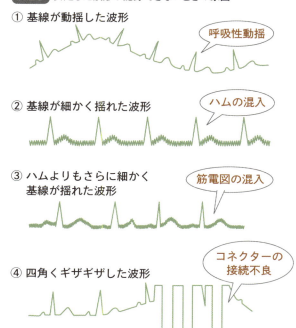

図23 安定した波形が記録できないときの原因

疾患に応じた波形をモニターしよう

　モニター心電図では、電極をはりつける位置によって波形が大きく変化します。このため、疾患に応じた適切な位置に電極をはりつけると、よりきれいで診断しやすい波形をモニターすることができます。例えば狭心症や心筋梗塞などの虚血性心疾患に対しては、ST変化がより明らかとなる電極のはりつけ位置、また不整脈に対しては、より基線の動揺が少ない電極のはりつけ位置などがあります（図24）。

> **ここがポイント！**
> ① 虚血性心疾患を正確に診断するには、モニター心電図では困難です。必ず12誘導心電図を記録して、評価しましょう。
> ② 不整脈や虚血性変化をより詳しく評価したい場合は、NASA・CM5誘導など、2種類を組み合わせて、モニターすることもあります。
> ③ 電気的除細動の必要がありそうな場合は、手技の邪魔にならないようにあらかじめ電極位置を考慮します。

図24　疾患に応じた電極の位置

① NASA誘導

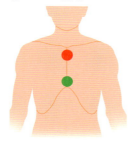

- ●胸骨上側
- ●剣状突起

〈特徴〉
- 筋電図の混入や基線の動揺が少なく、不整脈のモニターによい
- P波がみやすい
- 12誘導心電図のV1誘導に似た波形

② V5変法誘導

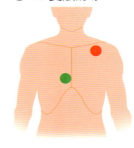

- ●左鎖骨下外側1/3
- ●V1誘導の位置

〈特徴〉
- 不整脈のモニターによい
- P波がみやすい
- 脚ブロックがみやすい
- 12誘導心電図のV1誘導に似た波形

③ CM5誘導

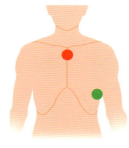

- ●胸骨上側
- ●V5誘導の位置

〈特徴〉
- ST変化のモニターにすぐれ、虚血性変化をみやすい
- P波がみやすい
- 基線の動揺が少ない
- 12誘導心電図のⅡ誘導またはV5誘導に似た波形

④ CC5誘導

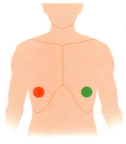

- ●V5R誘導の位置
- ●V5誘導の位置

〈特徴〉
- ST変化のモニターにすぐれ、虚血性変化をみやすい
- 体位の影響が少ない
- 12誘導心電図のV5誘導に似た波形

⑤ 双極V5誘導

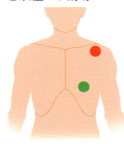

- ●左鎖骨下 外側1/5
- ●左鎖骨中線 第4肋骨

〈特徴〉
- 前壁心筋梗塞のST変化がみやすい
- 12誘導心電図のV3誘導に似た波形

⑥ 双極aVF誘導

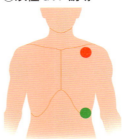

- ●左鎖骨下 外側1/3
- ●左前腋窩線第9肋骨

〈特徴〉
- 下壁心筋梗塞のST変化がみやすい
- 12誘導心電図のaVFまたはⅢ誘導に似た波形

心電図のきほん ❹
心電図のしくみ

心電図を正しく判読するために、まずは基本となる3つの波形を理解するところから始めましょう。

◼ 基本波形であらわれる3つの山とは？

初めに正常な心電図波形の形と名称を覚えましょう。心臓が正常に規則正しく動いているとき、1回の収縮・拡張で記録される「基本波形」は、おもに3つの山で構成されています。それが、最初にあらわれる小さな山「P波」、次に描かれる大きくとがった山「QRS波」、3番目のなだらかな山「T波」です（図25）。

・アドバイス

心電図に記録される3つの山を覚えてくださいね。
心電図には、心臓の収縮と拡張の1セットが、形の異なる3つの山となって記録されます。

図25　正常な心電図の波形（Ⅱ誘導）

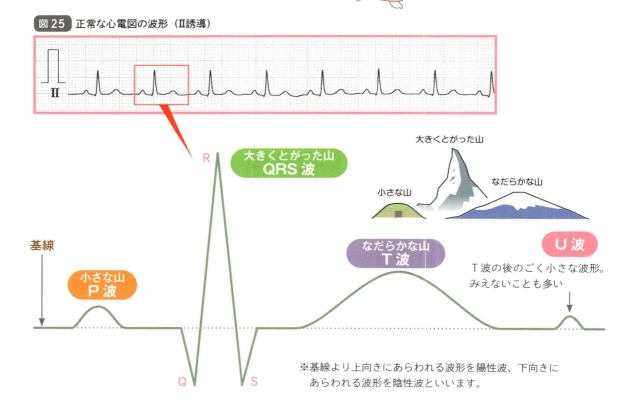

※基線より上向きにあらわれる波形を陽性波、下向きにあらわれる波形を陰性波といいます。

波形があらわす心臓の働き

　基本波形の3つの山はなにをあらわしているのでしょうか？ それは、そのとき記録される心電図を心臓の活動と照らし合わせてみるとよくわかります（図26）。12ページで解説したように、心臓にはその規則的な活動をつかさどる「刺激伝導系」というしくみがあります。

　まず、洞結節で発生した電気刺激は、右房と左房へ伝わり、それぞれの心房を収縮させます。このとき心電図に描かれるのが、P波です。

　その後、電気刺激は房室結節、ヒス束を通って右脚と左脚からプルキンエ線維へ伝わり、右室、左室が収縮します。このとき描かれるのがQRS波です。そして、心室の興奮が回復する過程でT波が記録されます。

　つまり、P波は「心房の興奮」を、QRS波からT波（QRS-T波）は「心室の興奮」をあらわしています。

図26　刺激伝導系

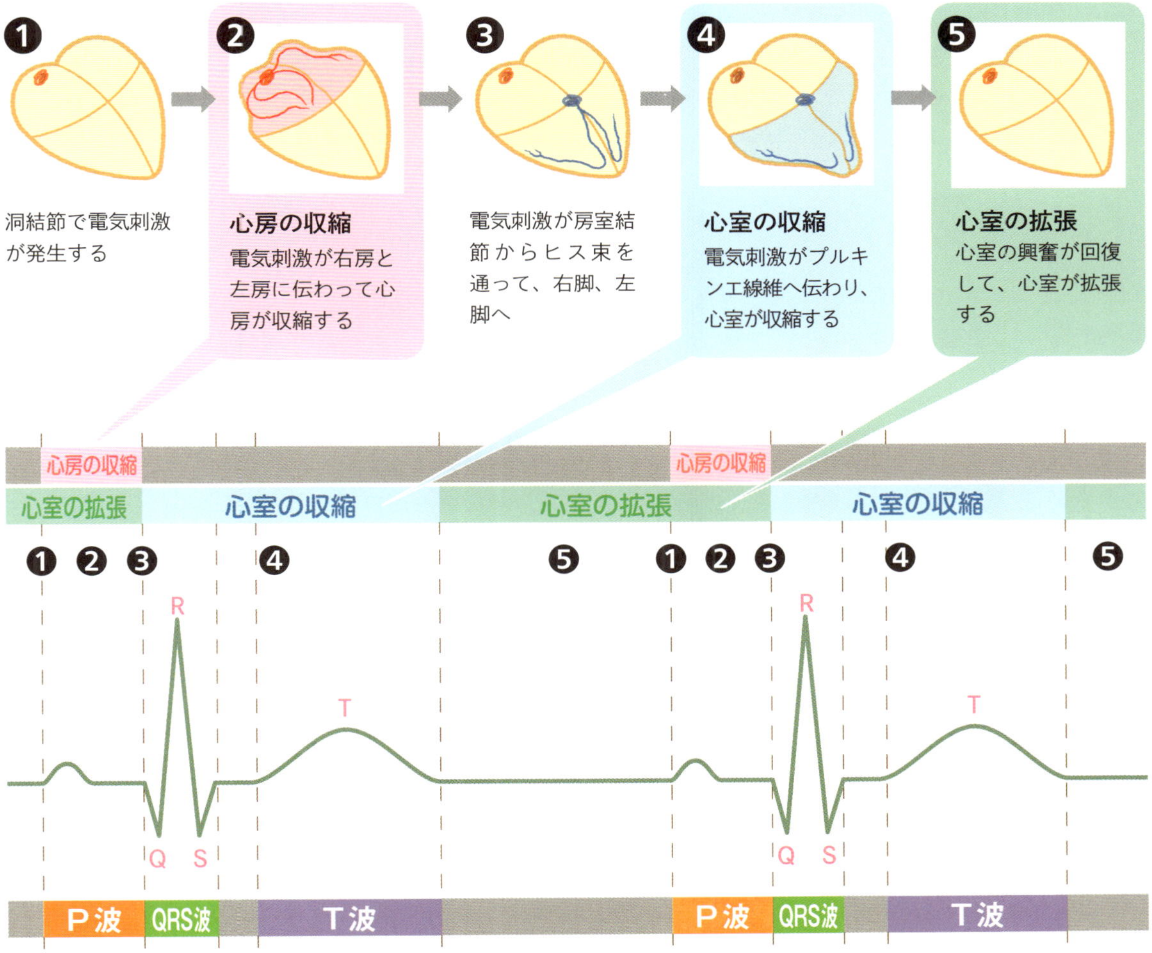

❶ 洞結節で電気刺激が発生する

❷ 心房の収縮
電気刺激が右房と左房に伝わって心房が収縮する

❸ 電気刺激が房室結節からヒス束を通って、右脚、左脚へ

❹ 心室の収縮
電気刺激がプルキンエ線維へ伝わり、心室が収縮する

❺ 心室の拡張
心室の興奮が回復して、心室が拡張する

波形の向きがあらわすものは？

心電図に描かれる波形には、上向きと下向きがあり、**上向きの波形を陽性波**、**下向きの波形**を**陰性波**といいます。

心電図は、心房や心室の興奮を記録したものですが、なぜ、その波形が上向きになったり、下向きになったりするのでしょうか？　これには、心電図の簡単な原則があります。

心電図を記録する電極に対し、心臓の興奮の信号が向かってくる場合は上向きの陽性波、遠ざかる場合は下向きの陰性波として記録されるのです（図27）。

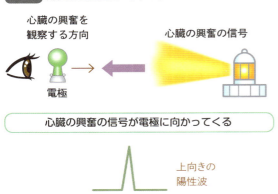

図27　陽性波と陰性波のなりたち

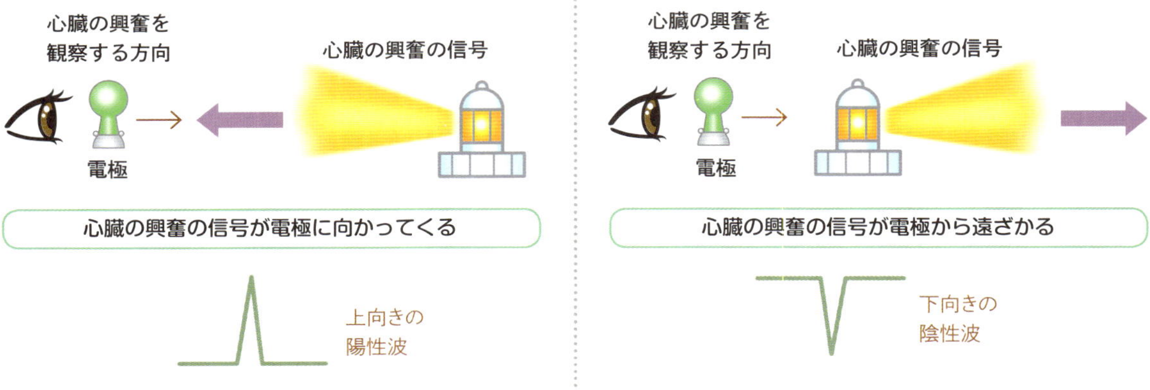

例えば、図28のⅡ誘導とaVR誘導を比べてみましょう。心臓の電気刺激は、洞結節から刺激伝導系を通って心室へと向かいます。心臓を前面から眺めたときに、洞結節がある右上から、心室がある左下に向かって伝導するわけです。そのため、心臓を左下から観察するⅡ誘導では、向かってくる興奮を記録することになるため、3つの山「P・QRS・T」の波は陽性波として描かれます。

一方、心臓を右上から観察するaVR誘導は、Ⅱ誘導とは逆の方向からみており、興奮が遠ざかるため、3つの山「P・QRS・T」の波は陰性波として描かれ、Ⅱ誘導で記録される波形のおおよそ逆になります。

図28　Ⅱ誘導と aVR 誘導で描かれる波形の違い

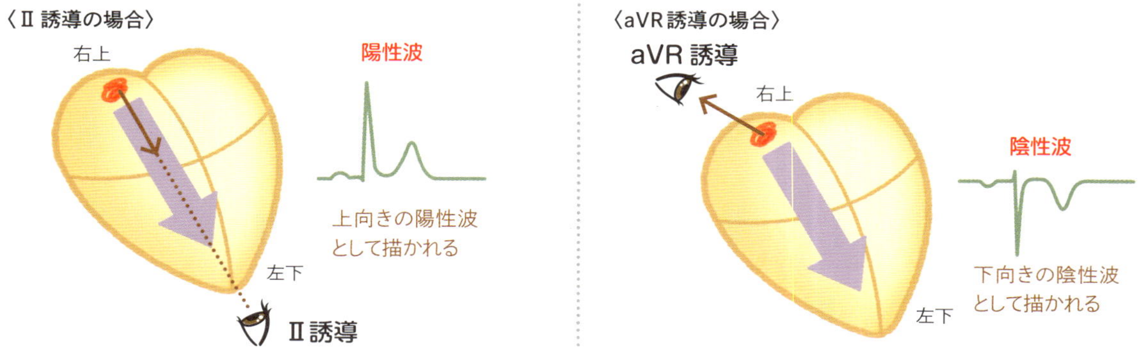

〈Ⅱ誘導の場合〉
陽性波
上向きの陽性波として描かれる
Ⅱ誘導

〈aVR誘導の場合〉
aVR 誘導
陰性波
下向きの陰性波として描かれる

心電図のきほん ❺
心電図を判読してみよう

記録された心電図をどのように判読すればよいのでしょうか？　そのための基礎知識を解説します。記録紙の見方や基本波形の基準値を覚えましょう。

◻︎ 記録紙の目盛りの単位

　記録紙は方眼紙になっていて、1mmずつの細い線、5mmずつの太い線が描かれており、心電図波形は①横軸が<u>時間</u>、②縦軸が<u>電気の力</u>（電位）をあらわしています（図29）。

　この記録紙の横と縦の**1mmの単位**を考えましょう。一般に、心電図の記録紙の<u>紙送り速度</u>は「25mm/秒」と決まっています。心電図を記録したことがある人ならわかると思いますが、心電図を記録すると、記録紙は"横"方向、心電計の右から左に向かって送り出され、波形が記録されます。ですから、記録紙の横軸は"時間"ということになり、毎秒25mmで記録紙が送り出されるため、記録紙の**1mm＝0.04秒**となるわけです。

　一方、記録紙の縦軸は、心臓から電極に向かう電気の力をあらわし、これを"<u>電位</u>"といいます。**1mm＝0.1mV（ミリボルト）**です。

　例えば、QRS波の幅が2.0mmで、高さが5.0mmであった場合、心電図を正しい単位で判読すると、「QRS波の幅は0.08秒、高さ（電位）は0.5mV」といいます。正常心電図の各波形の基準値を次ページの図30に示したので、実際の心電図波形の幅や高さを計測してみましょう。

図29　心電図の記録紙

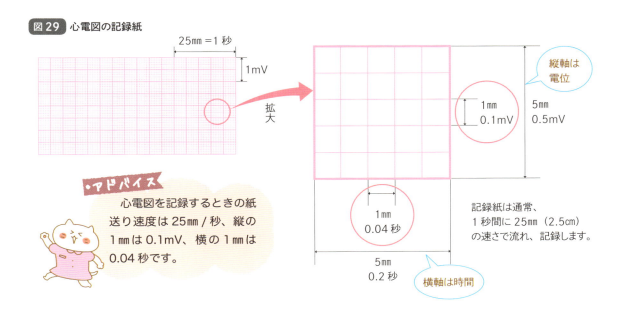

・アドバイス
心電図を記録するときの紙送り速度は25mm/秒、縦の1mmは0.1mV、横の1mmは0.04秒です。

29

波形の高さと幅は、どう読むの？

記録紙の目盛りがわかるようになれば、心電図の波形が正確に読み取ることができるようになります。心電図を判読するとき、P波やQRS波、T波の幅や高さのほか、PQ間隔、QT間隔といった長さも診断のポイントとなります。

いきなり基準値をすべて正確に覚えるのは難しいという方は、まずは「PQ間隔・QRS波の幅・QT間隔」を「5mm以内・3mm未満・0.46秒未満」と覚えることから始めましょう（図30）。

PQ間隔＝5mm以内

P波の始まりからQRS波の始まりまでの長さ（間隔）であり、心房の興奮が心室に伝わるまでの時間をあらわします。正常は0.12〜0.20秒、つまり5mm以内と考えます。

QRS波の幅＝3mm未満

QRS波の横幅で、心室に興奮が伝わるのに要する時間をあらわします。正常は0.06〜0.10秒です。簡単に判読するには、QRS波の幅は記録紙の3mm未満が正常で、3mm、つまり0.12秒以上の場合は、「幅が広いQRS波（wide QRS）」と表現し、異常と考えます。一方、QRS波の幅が3mm未満の場合は、「幅の狭いQRS波（narrow QRS）」と表現します。正常のQRS波は「幅の狭いQRS波（narrow QRS）」です。

QT間隔＝0.46秒未満

QRS波の始まりからT波の終わりまでの長さがQT間隔（時間）です（106ページ参照）。正常は0.36〜0.44秒です。心拍数によって変動するため、先行するRR間隔で補正したQTcを計算して用います。RR間隔とはQRS波のR波の頂点と、次のQRS波のR波の頂点の間隔をいいます。

$$QTc = QT / \sqrt{RR}\ (秒)$$

QTcが0.46秒以上に延長しているときをQT延長といい、心室頻拍など突然死の原因となる重篤な不整脈の危険性があり、注意が必要です。

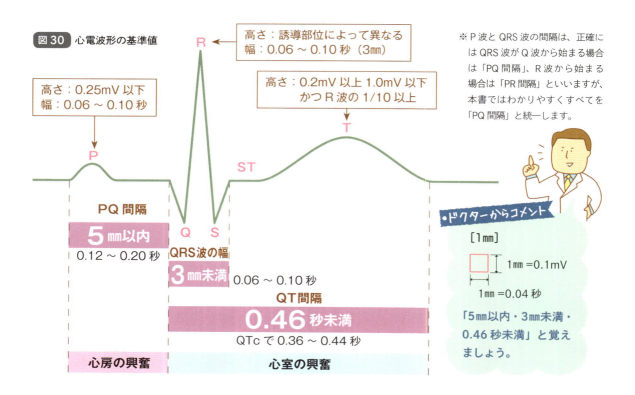

図30 心電波形の基準値

※P波とQRS波の間隔は、正確にはQRS波がQ波から始まる場合は「PQ間隔」、R波から始まる場合は「PR間隔」といいますが、本書ではわかりやすくすべてを「PQ間隔」と統一します。

心電図から心拍数を求めよう

　心拍数とは、1分間に心臓が拍動する回数で、いいかえれば1分間に心室が収縮する回数です。このため、心電図のQRS波の数から心拍数を計算できます。心室が1回収縮するときに1つのQRS波が記録されます。QRS波の中でも、特にR波が目立ちますから、1分間にR波が何回あるか、つまりRR間隔が1分間（60秒）に何回あるかを計算すれば、心拍数を求めることができます（図31）。RR間隔とは、QRS波のR波の頂点と次のQRS波のR波の頂点の間隔をいいます。

　記録紙の1秒は25mmですから、60秒なら25mm×60=1500mmです。この1500mmの中にRR間隔がいくつあるか？が心拍数のため、

心拍数＝1500mm÷RR間隔（mm）

で求めることができます。

　例えば、RR間隔が25mmであれば、心拍数は1500mm÷25mm=60拍/分、RR間隔が15mmであれば、1500mm÷15mm=100拍/分と計算できます。

●簡単に心拍数を求める方法

　簡単にRR間隔のマス目の数から心拍数を求める方法があります。

　記録紙をみると、5mmずつ太線のマス目になっています。心電図の紙送り速度は毎秒25mmです。つまり25mm（太線のマス目5個）が1秒なので、1分間にある太線のマス目の数は5個×60=300個であることから、「RR間隔の中に何個の太線のマス目があるか」を数えれば、おおよその心拍数を求めることができます。もっと簡単に以下のように計算できます。

300÷（RR間隔にある太線のマス目の数）＝おおよその心拍数

　例えばRR間隔が5mmの太線のマス目1個分なら、心拍数は300÷1=300拍/分となります。2個分なら心拍数は300÷2=150拍/分、3個分なら心拍数は300÷3=100拍/分、4個分なら心拍数は300÷4=75拍/分、5個分なら心拍数は300÷5=60拍/分、6個分なら心拍数は300÷6=50拍/分とわかります。太線のマス目の数から、心拍数を300、150、100、75、60、50と暗記してしまえば、すぐにおおよその心拍数が把握でき、臨床の場で役立ちます。

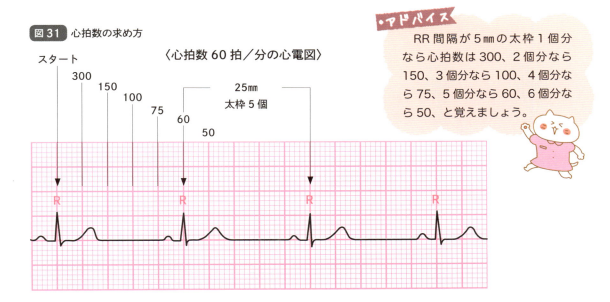

図31　心拍数の求め方

〈心拍数60拍／分の心電図〉

> ・アドバイス
> RR間隔が5mmの太枠1個分なら心拍数は300、2個分なら150、3個分なら100、4個分なら75、5個分なら60、6個分なら50、と覚えましょう。

12誘導心電図は、どう読むの？

12誘導心電図には、12方向から心臓の電気興奮を記録した12種類の心電図が描かれています。正常の心電図で判読のしかたをみていきましょう（図32）。

最近の心電図には自動判読機能があり、心拍数やRR間隔、PQ間隔、QRS波の幅、QT間隔、QRS軸、V1誘導のS波の深さ、V5誘導のR波の高さ、そしてこれらを加算したR+Sが自動計測されて表記されます。これらの計測値は診断の補助として参考になります。しかし、おかしいな？と思ったら、必ずディバイダーを取り出し、実測してください。

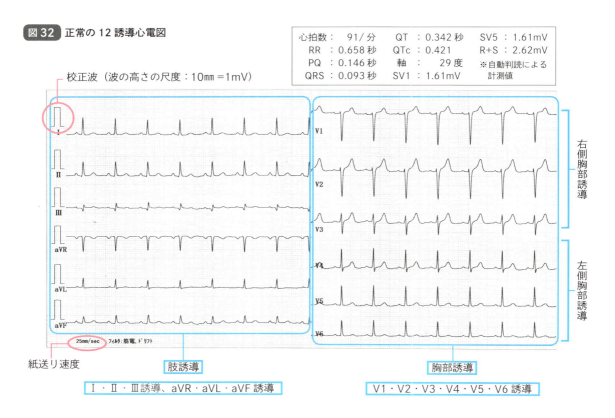

図32 正常の12誘導心電図

1. P波に着目し、調律（リズム）を読む

Ⅰ、Ⅱ、aVF、V5誘導でのP波の向きや形、リズムに着目します。

2. Ⅱ誘導の波形を左から右の方向へ読む

おもにⅡ誘導をみながら、心電図に向かって左側から右側へ、PQ間隔、QRS幅の幅、QT間隔などを系統的に判読します。

3. 胸部誘導V1-6を読む

V1-6誘導では、R波の高さがどう変化するかや、QRS波のR波の高さとS波の深さが同じになる移行帯がどの誘導にあるかなどをみます。

詳細は次章から詳しく学びます。

4. 12誘導を（3つに分けて）読む

心電図を冠動脈の支配領域に合わせ、側壁を示す誘導（Ⅰ、aVL、V5-6誘導）、下壁を示す誘導（Ⅱ、Ⅲ、aVF誘導）、前壁から側壁を示す胸部誘導（V1-6誘導）の順に、QRS波やST部分、T波の変化を評価します。

さあ、それでは波形をみていきましょう。

【第 2 章】

基本波形を読み取る

P波、QRS波、ST部分、T波、U波、QT間隔について、それぞれの波形の特徴と読み方を学びます。
１２誘導心電図をしっかり判読できるようになりましょう。

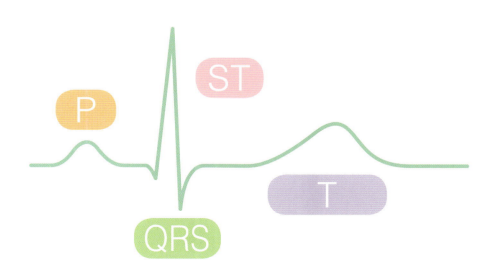

P波からわかること

心房が興奮する状態をあらわしているのがP波。P波の形や向き、高さから、どんなことがわかるのでしょうか？ 洞調律のP波を知るところから始めましょう。

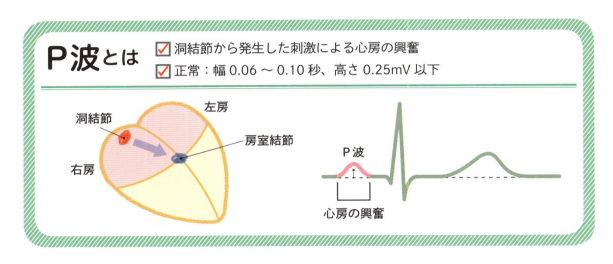

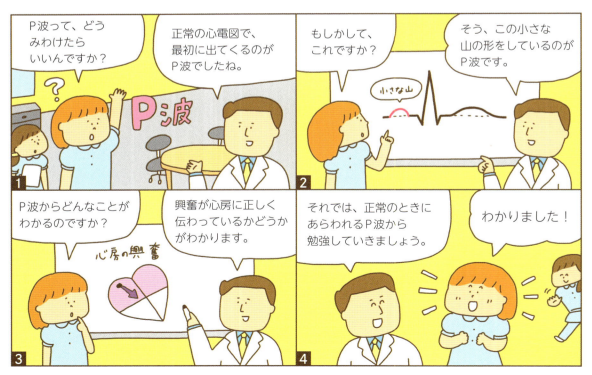

心房の興奮をあらわすP波

心臓の右上のいちばん高いところにある洞結節は、まるで灯台の灯が規則的に一定の光を発するように、電気の刺激を発生しています。P波とは、この洞結節から発生した電気の刺激が、心房を興奮させたときにあらわれる波形です（図1）。

洞調律とは？

心臓の拍動の調律（リズム）は、洞結節から発生した刺激によって決まります。この刺激が刺激伝導系を介して正しく伝達されている状態を洞調律といい、健常者はみんな洞調律です。

正常なリズムをきざんでいる洞調律の場合、心臓のいちばん右上にある洞結節から発生した刺激は、右房、次いで左房を興奮させ、刺激伝導系を通って心室へと伝わります。

洞調律のP波を読み取る

洞結節から発生した刺激は、まず右房、次いで左房を興奮させていきます。このため心房の興奮を示すP波は、前半1/2が右房の興奮、後半1/2が左房の興奮をあらわしています（図1）。正常な洞調律の心臓の興奮は、洞結節がある右上の方から発生し、心尖部がある左下の方へと向かっていきます。

このため、洞結節から発生した刺激は心房を興奮させて、左方・下方を示すⅠ、Ⅱ、aVF、V5誘導の方向へと向かい、これらの誘導でP波はきれいな上向き（陽性波）に描かれます（図1右）。

図1　陽性P波

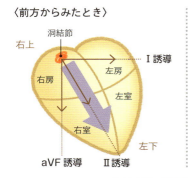
〈前方からみたとき〉

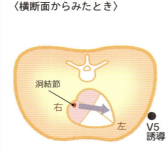
〈横断面からみたとき〉

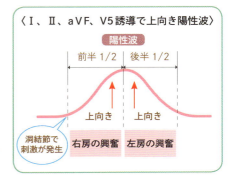
〈Ⅰ、Ⅱ、aVF、V5誘導で上向き陽性波〉

➡は心臓の電気興奮が伝わる方向

一方、右房のすぐ前に位置する**V1誘導**（図2）からみると、最初は右房の興奮が向かい、その後に左房へと遠ざかっていくために、P波の前半1/2が陽性、後半1/2が陰性の**二相性波**が描かれます。

このように、**P波がⅠ、Ⅱ、aVF、V5誘導で陽性**、V1誘導で陽性陰性の二相性で、**かつ各心拍で同じ形のとき「洞調律」**と判読します（図3）。

図2 二相性P波

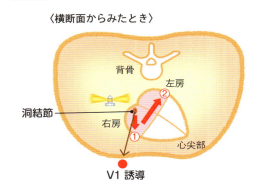
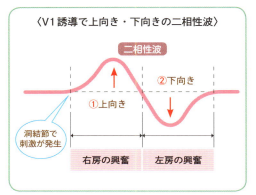

図3 正常洞調律

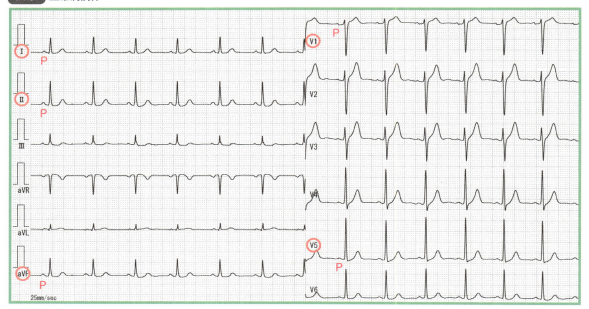

P波がⅠ、Ⅱ、aVF、V5誘導で陽性、V1誘導で陽性・陰性の二相性で、かつ各心拍で同じ形のとき、「洞調律」と判読します。

column 洞調律の心電図診断

❶ Ⅰ、Ⅱ、aVF誘導で、上向きの陽性波

洞調律の刺激の伝わり方は、前からみると心臓の右上から左下のほうへ向かっていきます。このため12誘導心電図では、左方向を示すⅠ誘導、左下方向を示すⅡ誘導、下方向を示すaVF誘導に刺激が向かってくることになり、洞調律では、これらの誘導でP波が上向きの陽性波として記録されます（図4）。

❷ V5誘導で、上向きの陽性波

洞調律の刺激の伝わり方を横断面でみると、洞結節がある右側から、左の方向、正確にはV5誘導の方向へ向かいます（図5）。このため、洞調律ではV5誘導で、P波が上向きの陽性波として記録されます。

❸ V1誘導では、上向き・下向きの二相性波

V1誘導は、右房のすぐ前面から心臓の刺激をみている誘導です（図6）。洞結節から発生した刺激は、まず右房を興奮させ、次に左房を興奮させます。この洞調律のときの心房の刺激伝導をV1誘導からみると、右房の興奮はV1誘導に向かってくるため（①）、P波の前半1/2は陽性となります。続く左房の興奮は後方に遠ざかっていくため（②）、P波の後半1/2は下向きの陰性となって描かれます。

このため、洞調律のときのV1誘導のP波は、前半1/2が陽性、後半1/2が陰性、つまり上向き・下向きの二相性波に描かれます。

以上のように、Ⅰ、Ⅱ、aVF、V5誘導のP波に加え、V1誘導のP波にも着目すると、より正確に洞調律を判読することができます。

> P波がⅠ、Ⅱ、aVF、V5誘導で陽性、V1誘導で上向き・下向きの二相性、各心拍で同じ形のとき、洞調律と判読します（図3）。

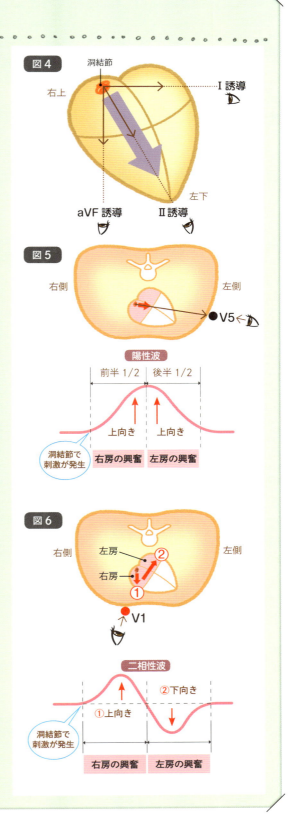

症例 1 洞調律のP波を読み取ろう

P波がⅠ、Ⅱ、aVF、V5誘導で上向きの陽性波、V1誘導で上向き、下向きの二相性、各心拍で同じ形のとき、洞調律と判読します。

図7 正常洞調律

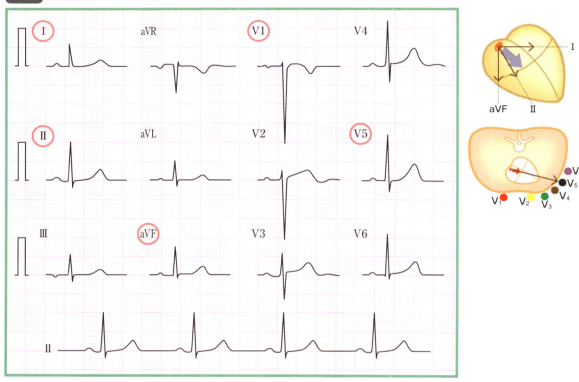

♡心電図 P波をみると、Ⅰ、Ⅱ、aVF、V5誘導で<u>上向きの陽性波</u>です。<u>各心拍で、同じ形</u>です。さらに、詳しくみると、V1誘導で、P波は前半1/2が陽性、後半1/2が陰性の二相性です（図7）。

♡判読のポイント したがってこの心電図は、洞調律と判読できます。

・ドクターからコメント
P波がⅠ、Ⅱ、aVF、V5誘導で陽性、かつ各心拍で同じ形が繰り返しているとき、洞調律と判読します。

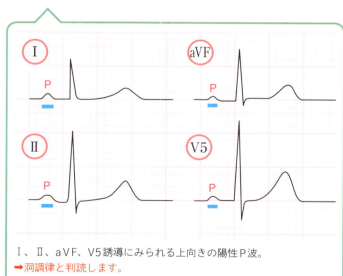

Ⅰ、Ⅱ、aVF、V5誘導にみられる上向きの陽性P波。
→ 洞調律と判読します。

※青色は正常の波形を示しています。

症例 2 （Ⅰ・Ⅱ・aVF・V5誘導で）
上向きでないP波をみつけたら……（異所性心房調律）

Ⅰ、Ⅱ、aVF、V5誘導で、上向きでないP波をみつけたときは、どうしたらいいのでしょう。このような場合は、洞調律ではありません。

図8 異所性心房調律

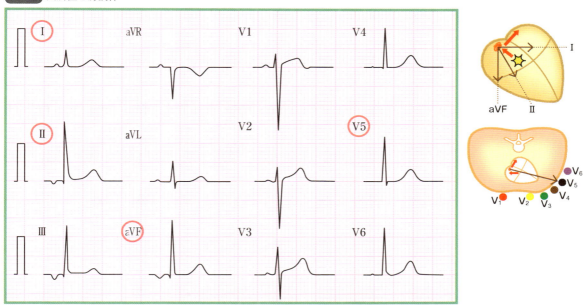

❤心電図　洞調律かどうかを判読するために、Ⅰ、Ⅱ、aVF、V5誘導のP波をみてみましょう。すると、Ⅱ、aVF誘導でP波は下向きの陰性波になっているのがわかります（図8）。V5誘導ではほぼ平らではっきりとはわかりません。

❤判読のポイント　Ⅰ、Ⅱ、aVF、V5誘導のP波が上向きの陽性波なら、洞調律ですが、Ⅱ、aVF誘導のP波は下向きの陰性波ですから、この心電図は、洞調律ではありません。洞結節とは異なる、心房のどこか別の場所から発生した刺激によるリズムで、このような場合を異所性心房調律といいます。洞調律が異所性心房調律の刺激の発生頻度よりも遅くなっているときにみられることが多く、運動などで洞結節から発生する刺激の頻度が増加すると、洞調律のP波があらわれます。

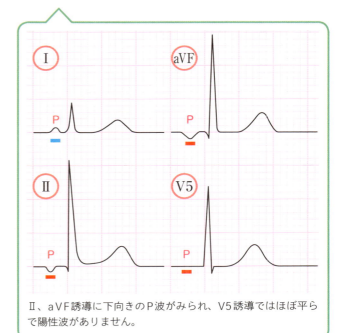

Ⅱ、aVF誘導に下向きのP波がみられ、V5誘導ではほぼ平らで陽性波がありません。

※赤色は異常の波形を示しています。

症例 ③ （Ⅰ誘導で）下向きのP波をみつけたら……（電極のつけ間違い）

Ⅰ誘導で、P波が下向き。さらにQRS波やT波も下向きだったら、電極のつけ間違いです。

図9 電極のつけ間違い

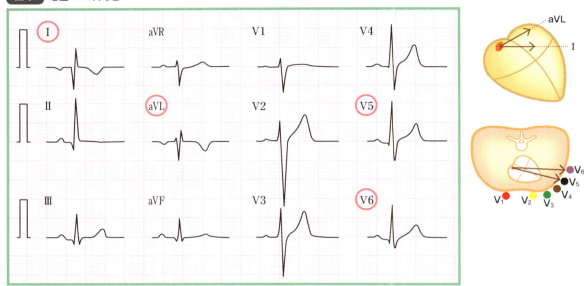

♥**心電図**　Ⅰ誘導で下向きのP波を認め、洞調律でないことがわかります。さらに心電図をよくみると、Ⅰ誘導では、P波だけでなく、QRS波やT波も下向きに逆転しています（図9）。

♥**判読のポイント**　正常の心電図では、12誘導のなかでも、右から左方向に向かう刺激をみるⅠ、aVL、V5-6誘導のP波やQRS-T波は、すべて同じベクトル（方向）を示し、各波形は陽性波として記録されるはずです。しかし、この心電図では、通常では説明できない異常な波形となって描かれています。Ⅰ、aVL誘導のP波とQRS-T波はすべて下向きで陰性波、一方V5-6誘導ではこれらの波形は上向きの陽性波として記録されており、Ⅰ、aVL誘導とV5-6誘導の各波形が異なったベクトルを示しています。このように、Ⅰ誘導で下向きの陰性P波、さらにQRS-T波も逆向きの異常所見をみつけたら、肢誘導の右手と左手の電極のつけ間違いです。

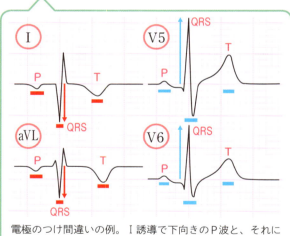

電極のつけ間違いの例。Ⅰ誘導で下向きのP波と、それに続くQRS-T波も下向きの異常波形を認めます。

※赤色は異常の波形を、青色は正常の波形を示しています。

•ドクターからコメント

電極のつけ間違いのなかでも、最も多くみられるのがこのような右手と左手のつけ間違いです。つけ間違いの心電図から、誤った診断をしないよう、注意深く判読しましょう。

症例 ❹ （Ⅰ誘導で）下向きのP波をみつけたら……（右胸心）

 Ⅰ誘導で、P波が下向き。さらにQRS波も下向きだったら、右胸心のことがあります。診断の手がかりは胸部誘導です。

図10 右胸心

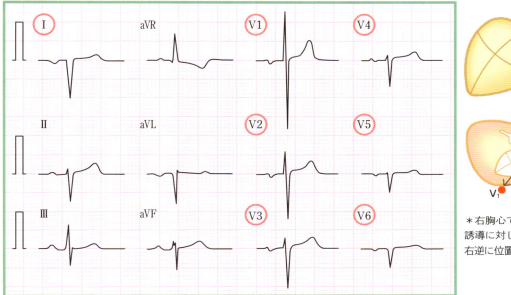

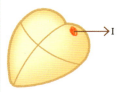

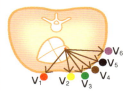

＊右胸心では、通常の誘導に対して心臓が左右逆に位置しています。

♥**心電図** Ⅰ誘導で下向きのP波を認め、洞調律でないことがわかります。さらにⅠ誘導ではQRS波も下向きです。正常の洞調律のとき、Ⅰ誘導はP波もQRS波も上向きに描かれるので、この心電図は異常とわかります（図10）。

♥**判読のポイント** Ⅰ誘導で下向きのP波、下向きのQRS波をみつけたときは、まずは電極のつけ間違いを疑いますが、そこでさらに心電図をよくみて、胸部誘導に目を移しましょう。正常では、胸部誘導のR波はV1-6誘導に向かって徐々に高くなります（38ページ参照）。しかし、この心電図のR波は、V1-6誘導に向かって高さが徐々に低くなっています。このような異常心電図をみつけたら、心臓が左右逆に位置している右胸心（42ページ参照）と診断できます。

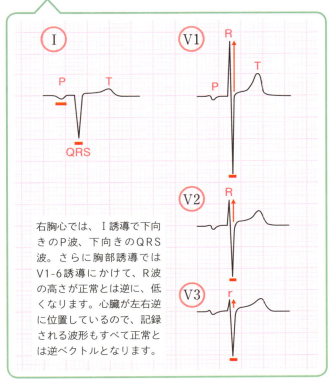

右胸心では、Ⅰ誘導で下向きのP波、下向きのQRS波。さらに胸部誘導ではV1-6誘導にかけて、R波の高さが正常とは逆に、低くなります。心臓が左右逆に位置しているので、記録される波形もすべて正常とは逆ベクトルとなります。

※赤色は異常の波形を示しています。

基本の復習 右胸心とは？

心臓が左右逆に位置し、心尖部が右側を向いている場合を右胸心といいます（図11）。約1000人に1人の発生頻度で、心臓だけが左右逆の場合と、そのほかのすべての臓器が左右逆に位置する完全内臓逆位があります。先天性心疾患や呼吸器系、消化器系の合併疾患を伴うことも多く、なかでも気管支拡張症、慢性副鼻腔炎、内臓逆位の3徴を認める場合をKartagener（カルタゲナー）症候群といいます。Kartagener症候群は繊毛運動に異常があるため、菌の排出がうまくできず、気管支拡張症や慢性副鼻腔炎になり、しばしば男性不妊症を伴います。

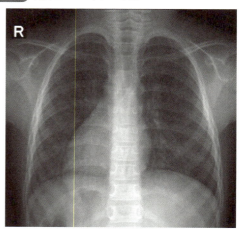

図11 右胸心のレントゲン写真

ステップアップ 右胸心の電極のつけ方

右胸心の患者さんに対して、心電図の記録や電気的除細動、自動体外式除細動器（Automated External Defibrillator：AED）を使うときは、通常とは左右逆に電極やパッドをつけて行わなければいけません。心電図では、肢誘導、胸部誘導ともに、電極を左右逆につけると（図12、図13）、正常のベクトルを示す波形が記録できます。

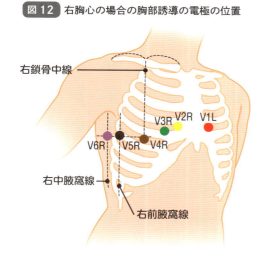

図12 右胸心の場合の胸部誘導の電極の位置

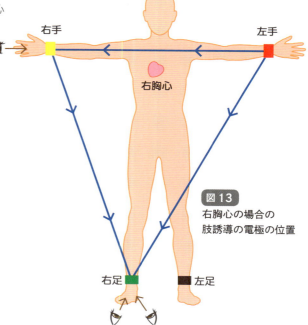

図13 右胸心の場合の肢誘導の電極の位置

異常な形のP波を読み取る

　P波は洞結節から出た刺激による「心房の興奮」をあらわす波形です。洞結節から発生した刺激は、まず右房、次いで左房を興奮させます。このためP波は、前半1/2が右房の興奮、後半1/2が左房の興奮を示しています。

　P波をよくみると、さまざまな形に変化します。高くとがったP波（尖鋭P波）、ふたこぶに分かれたP波（二峰性P波）など、P波の形の変化から心房負荷の様子を読み取ることができます（図14）。

　P波の変化を読み取るときは、まずはⅡ誘導をみてみましょう。正常のP波は左右対称性の小さな山の形をしています。これに対し右房に負荷がかかった病態では、P波の前半1/2に変化があらわれ、Ⅱ誘導でP波は高くとがった形に変化します。また左房に負荷がかかった病態では、P波の後半1/2に変化があらわれ、Ⅱ誘導でP波はふたこぶに分かれた形に変化します。

　P波は小さな波形ですが、それぞれの波形の違いから心房に負荷がかかった病態を読み取ることができるということが、臨床ではとても重要です。P波の変化は、おもにⅡ誘導でわかりやすく判読できますが、さらにV1誘導も判読すると、心房負荷の様子がより詳しくわかります。

図14 Ⅱ誘導でみられるさまざまな形のP波

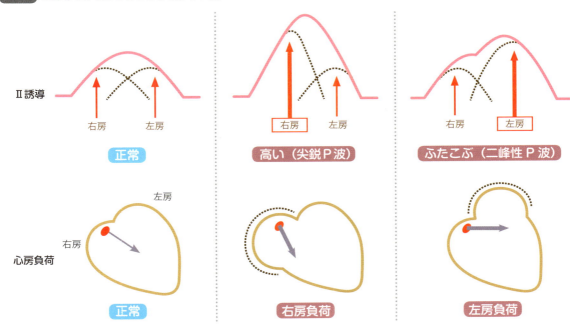

・ドクターからコメント

P波は小さな波形ですが、洞調律の診断や、心房に負荷がかかる病態をあらわしているため、詳しく判読することが重要です。

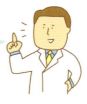

Ⅱ誘導でみられる、高くとがったP波

　右房に負荷がかかっていると、P波の前半1/2に変化があらわれ、おもにⅡ誘導でP波の高さが高くとがり（尖鋭）ます。右房に負荷がかかる病態には、表1のようなものがあります。

　右房負荷の際、右房のすぐ前に位置するV1誘導のP波は、右房の興奮を示す前半1/2がより明瞭な陽性波として描かれ、左房の興奮を示す後半1/2の陰性部分は、右房の興奮に打ち消され、あまり目立たなくなります。このため、Ⅱ誘導で高くとがり、V1誘導で後半1/2の陰性部分があまり目立たないP波をみたら、まずは**右房負荷**を疑います（図15）。

表1　右房に負荷がかかる病態

- 肺気腫をはじめとするCOPD
- 肺塞栓症、重篤な気管支喘息などの肺疾患
- 肺高血圧症
- 右心負荷を認める先天性心疾患
- これらの病態による右心不全　など

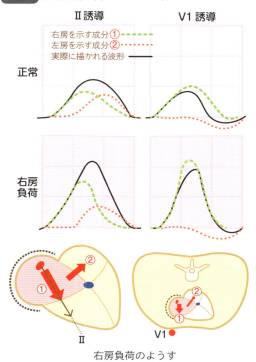

図15　右房負荷の高くとがったP波

右房負荷のようす

Ⅱ誘導でみられる、ふたこぶP波

　左房に負荷がかかっていると、P波の後半1/2に変化があらわれ、おもにⅡ誘導でP波の形がふたこぶ（二峰性）に変化します。左房に負荷がかかる病態には、表2のようなものがあります。

　左房負荷の際、右房のすぐ前に位置するV1誘導のP波は、右房の興奮を示す前半1/2が小さな上向きの陽性波に描かれ、続く左房の興奮を示す後半1/2が特に深い下向きの陰性波となる二相性になります（図16）。より強い左房負荷があると、後半1/2がより深い下向きの二相性のP波が、V1誘導だけでなく、V2誘導やV3誘導にもあらわれます。

表2　左房に負荷がかかる病態

- 僧帽弁閉鎖不全症や僧帽弁狭窄症などの弁膜症　・心筋梗塞　・心筋症　・高血圧
- これらの病態による左心不全　など

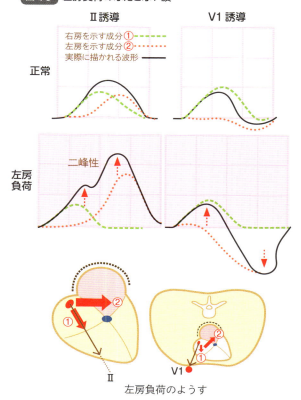

図16　左房負荷のふたこぶP波

左房負荷のようす

症例 1　（Ⅱ誘導で）高くとがったP波をみつけたら……（右房負荷）

Ⅱ誘導で、P波が高くとがっていたら、右房に負荷がかかっている病態です。

図17 右房負荷

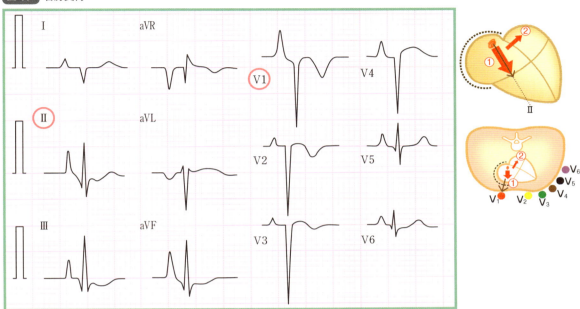

♥**心電図**　Ⅰ、Ⅱ、aVF、V5誘導でP波は上向きの陽性、かつ各心拍で同じ形であったため洞調律です。続いてPの波の形をみると、Ⅱ誘導でP波が高くとがっています（図17）。P波の前半1/2に負荷がかかってあらわれる高くとがったP波ですから、右房負荷の所見です。また、V₁誘導のP波も、左房の興奮を示す後半1/2の下向きの部分がなくなっており、やはり右房負荷の際にあらわれる所見です。

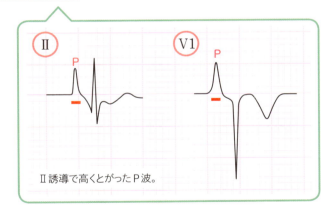

Ⅱ誘導で高くとがったP波。

♥**検査と診断**　このような右房負荷をみたら、まずはCOPDなどの肺疾患を疑いましょう。
「たばこを吸っていますか？」とたずねると、50年間の喫煙者で、胸部X線とCT撮影の結果（図18、図19）、肺気腫と診断されました。現在は投薬と在宅酸素療法を行い、元気に生活されています。Ⅱ誘導で高くとがったP波は、右房負荷を示す重要な所見です。

図18 胸部X線　　**図19** 胸部CT

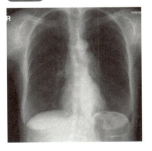
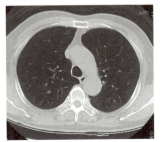

症例 ❷ （Ⅱ誘導で）ふたこぶのP波をみつけたら……（左房負荷）

Ⅱ誘導で、P波がふたこぶだったら、左房に負荷がかかっている病態です。

図20　左房負荷

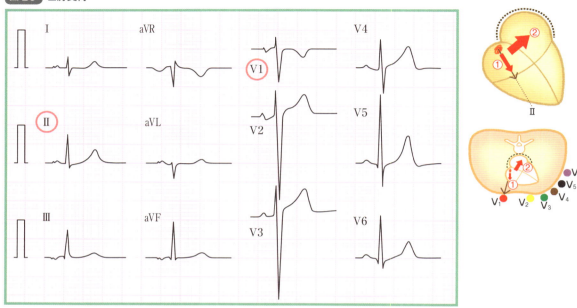

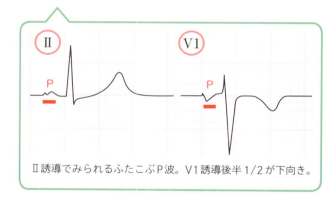

Ⅱ誘導でみられるふたこぶP波。V1誘導後半1/2が下向き。

♡心電図　Ⅰ、Ⅱ、aVF、V5誘導でP波は上向きの陽性であり、洞調律です。そして、P波の形をよくみると、Ⅱ誘導でふたこぶになっています。一方、V1誘導ではP波の後半1/2が深い下向きの陰性波に変化しており、左房負荷と判読できます（図20）。

♡検査と診断　聴診すると、心雑音が聴こえました。胸部X線ではCTR56%*と心陰影の拡大を認め、心エコー図では高度の僧帽弁逆流を認めました（図21、図22）。図22の心エコー図は、上が左室で、下が左房、その間にあるのが僧帽弁です。通常、血液は左房から左室へ流れ込みますが、本症例では左室から左房へと、僧帽弁を血流が逆流しており、僧帽弁閉鎖不全症と診断できます。ふたこぶP波は僧帽弁閉鎖不全症の左房負荷によるものでした。

＊CTR：心胸郭比（cardiothoracic ratio：CTR）とは、胸部X線における胸郭横径に対する心横径の比率を百分率で表した指標で、CTR50%以上は心不全を疑う所見です。

図21　胸部X線

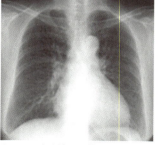

CTR56%と心陰影の拡大を認めます。

図22　心エコー図

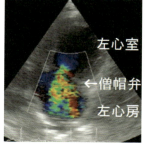

僧帽弁の著しい逆流を認めます。

症例 ❸ （V1誘導で）巨大な下向きの陰性P波をみつけたら……（漏斗胸）

V1誘導で、巨大な下向きの陰性P波のときは、漏斗胸のことがあります。

図23　漏斗胸

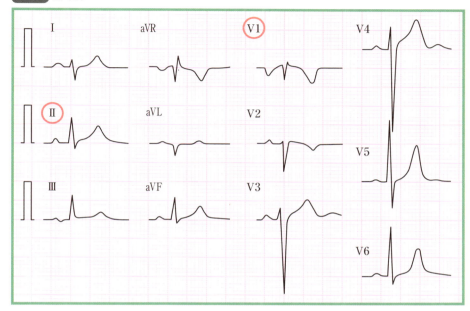

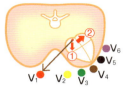

＊胸郭変形のために、右房の位置が左に偏位しています。

♡心電図　Ⅰ、Ⅱ、aVF、V5誘導で、P波は陽性のため、洞調律です。そして、V1誘導をよくみると、巨大な下向きの陰性P波を認めます（図23）。

♡判読のポイント　V1誘導の下向きのP波は、まずは左房負荷を考えますが、さらに詳しく心電図をみるとⅡ誘導のP波は、ふたこぶではなく、典型的な左房負荷の所見は認めません。このような場合は、漏斗胸を疑います（図24）。胸郭変形のために右房が偏位し、V1誘導からみた心房の興奮は左後方へと遠ざかるため、V1誘導で巨大な下向きの陰性P波が描かれます。また、漏斗胸による右室負荷により、多くの場合V1-2誘導で陰性T波を認めます。

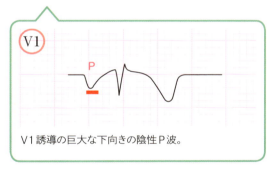

V1誘導の巨大な下向きの陰性P波。

図24　漏斗胸

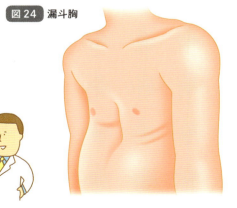

・ドクターからコメント

V1誘導の陰性P波をみたら、左房負荷を疑いますが、Ⅱ誘導のP波は左房負荷に典型的なふたこぶP波ではありません。このようなときは、漏斗胸を疑いましょう。

QRS波からわかること

心房の興奮をあらわすのがP波なら、心室の興奮をあらわしているのがQRS波。向きや幅に注目して、異常なQRS波をみつけましょう。

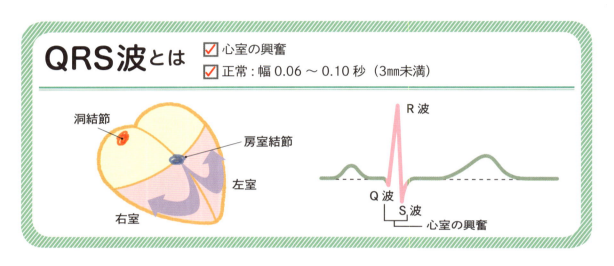

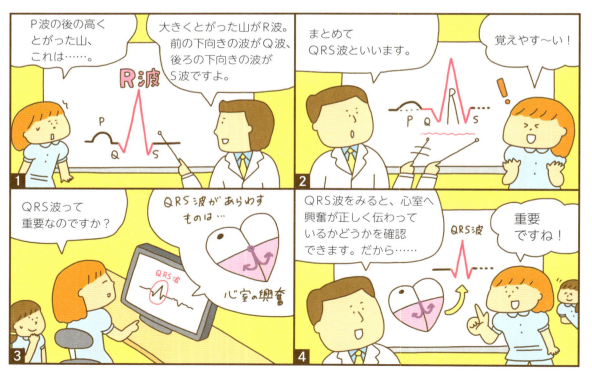

心室の興奮をあらわすQRS波

心室が興奮したときに描かれる波形が、**QRS波**です。大きくとがった上向きの波形をR波、R波の前にある下向きの波形をQ波、R波の後ろにある下向きの波形をS波といい、これらをまとめてQRS波といいます。QRS波の書き表し方には、簡単な決まりがあります（表1）。

表1 QRS波の名づけ方と波形

名称	名づけ方	波形の例	参照ページ
R波	QRS波のうち、上向きの波形をRとします。		
Q波	R波の前にある下向きの波形をQとします。		
S波	R波の後ろにある下向きの波形をSとします。		
QRS波	それぞれの波形の高さ・深さが5mm以上あるときは、アルファベットの大文字でQ・R・Sとあらわします。		59、60ページ（例）
qrs波	それぞれの波形の高さ・深さが5mm未満のときは、小文字でq・r・sとあらわします。		
	それぞれの波形がジグザグして複数あるときは、2番目にダッシュ（´）をつけます。さらに複数あるときはダッシュを増やしてR´、R´´、R´´´……とします。		54ページ（例）
	R波の前にあるQ波、R波の後ろにあるS波が存在しないときは、存在しない波形のアルファベットに除いて、RsやqRとします。		
QS波	R波がなく、Q波ともS波ともいえない下向きにとがった波形を**QS波**といい、おもに陳旧性心筋梗塞を示す重要な波形です。		56ページ
異常Q波	幅が0.04秒以上で、R波の高さの1/4以上の深さのQ波を**異常Q波**といいます。おもに陳旧性心筋梗塞を示す重要な波形です。		56ページ

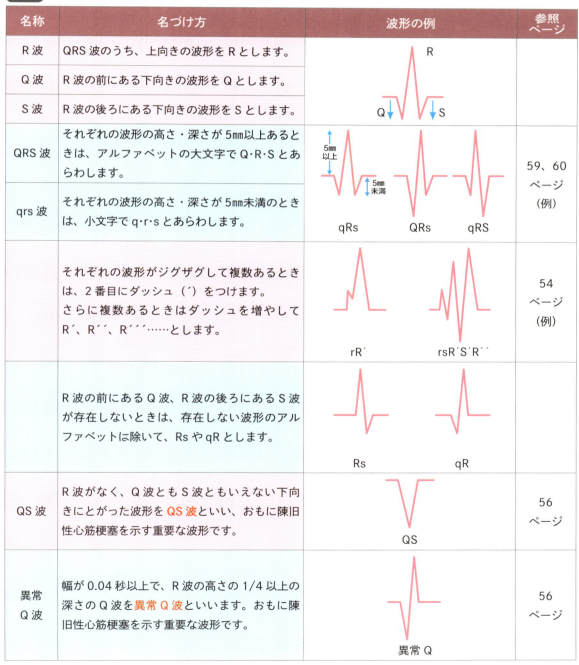

V1-6誘導で 心臓の移行帯、回転方向を読み取る

胸部V1-6誘導のQRS波で、R波の高さとS波の深さがほぼ等しい誘導を**移行帯**といいます。通常、移行帯は**心室中隔の領域**を示しており、V3-4誘導にみられます（図2）。この移行帯を認める誘導から、心臓の横断面での回転がわかります。移行帯がV1-2誘導側にある場合を**反時計方向回転**（counterclockwise rotation）（図1ⓐ、図3）といい、V5-6誘導側にある場合を**時計方向回転**（clockwise rotation）（図1ⓑ、図4）といいます。

これは心臓を横断面で下から見上げた場合に、心臓が回転している方向を、時計の針が進む方向であらわしています。反時計方向回転は、しばしば健常者でもみられますが、**時計方向回転は、急性疾患では急性心不全や自然気胸、急性肺塞栓症などの急性呼吸不全、慢性疾患では肺気腫**などにみられます。

図1 心臓の回転方向

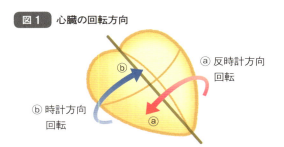

ⓐ 反時計方向回転
ⓑ 時計方向回転

図2 正常の移行帯

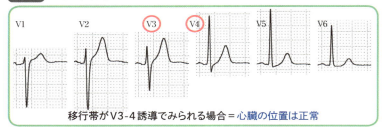

移行帯がV3-4誘導でみられる場合＝心臓の位置は正常

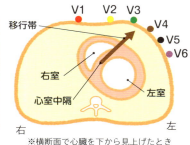

※横断面で心臓を下から見上げたとき

図3 反時計方向回転

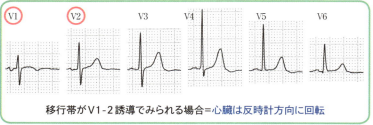

移行帯がV1-2誘導でみられる場合＝心臓は反時計方向に回転

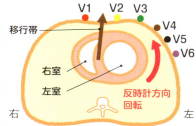

図4 時計方向回転

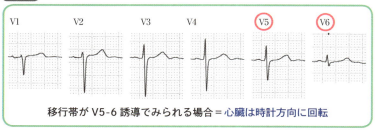

移行帯がV5-6誘導でみられる場合＝心臓は時計方向に回転

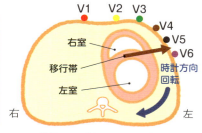

※横断面で心臓を下から見上げたとき

（Ⅰ・aVF誘導で）心臓の軸偏位を読み取る

右軸偏位と左軸偏位

心臓を伝わる電気刺激の方向をあらわしたものを、**QRS軸**（QRS axis）といいます。心臓を伝わる電気刺激が図5のⓐの方向に偏位した場合を**右軸偏位**、ⓑの方向に偏位した場合を**左軸偏位**といいます。心臓が縦に立っているときの立位心や右室肥大、COPD、右脚ブロック、WPW症候群、側壁心筋梗塞、広範囲前壁心筋梗塞、右胸心などで右軸偏位をきたします。一方、心臓が横に寝ているときの横位心や左室肥大、WPW症候群、左脚ブロック、下壁梗塞などでは、左軸偏位をきたします。

例えば胸部X線からもわかるように、やせている人は心臓が立位となるため右軸偏位になり、太っている人は横隔膜が上にあがって心臓が横位となるため、左軸偏位になります（図6）。

またWPW症候群では、副伝導路を介した刺激が心室を伝わる方向によりQRS軸は偏位し、おもにA型WPW症候群は右軸偏位、B型WPW症候群では左軸偏位をきたします。心筋梗塞では、側壁や広範囲前壁の心筋梗塞では、左室側の起電力が低下するため、右軸偏位となり、また下壁梗塞では左軸偏位となります。

正常軸と軸偏位の角度

Ⅰ誘導は0°、aVF誘導は＋90°の方向を示しています。この座標軸において、QRS軸が-30°と＋90°の間にあれば正常です（図7）。

＋90°から時計方向に＋180°の間にあれば右軸偏位、-30°から反時計方向に-90°までの間にあれば左軸偏位です。右軸偏位のなかでも＋90°から時計方向に＋120°までは軽度右軸偏位、＋120°から＋180°までを高度右軸偏位と考えます。同様に左軸偏位のなかでも、

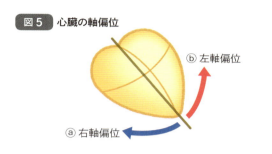

図5　心臓の軸偏位

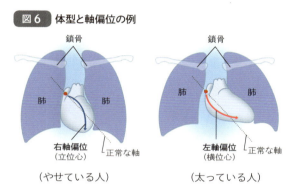

図6　体型と軸偏位の例

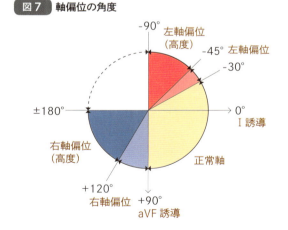

図7　軸偏位の角度

-30°から反時計方向に-45°までは軽度左軸偏位、-45°から-90°までを高度左軸偏位と考えます。また、正常軸、右軸偏位、左軸偏位に該当せず、QRS軸を計測できない場合は<u>不定軸</u>といいます。

軸偏位の求め方

最も簡単な軸偏位の求め方は、Ⅰ誘導とaVF誘導の2つの誘導のみを判読して求める方法です。Ⅰ誘導は0°、aVF誘導は+90°の方向を示す誘導であり、これらの座標軸からⅠ誘導とaVF誘導のQRS波のベクトルの総和を計測してQRS軸を判読します。

QRS波のベクトルの総和はQRS波の各波形、つまりQ波、R波、S波の高さ、深さから計算します。まずは図8をみて、QRS波のベクトルの総和を計算してみましょう。次にⅠ誘導とaVF誘導のQRS波のベクトルの総和をそれぞれ計算し、Ⅰ誘導を横軸、aVF誘導を縦軸とした座標軸からQRS軸を求めます（図9～12）。

図8 QRS波のベクトルの総和の求め方

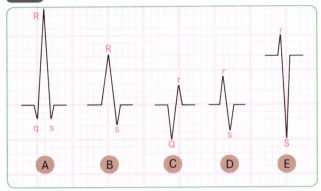

Ⓐ：Q波が-2mm、R波が14mm、S波が-2mmのため、
　　Q波（-2mm）+R波（14mm）+S波（-2mm）=+10mm
　　と計算します。
Ⓑ：R波が+7mm、S波が-3mmのため、
　　R波（+7mm）+S波（-3mm）=+4mm。
Ⓒ：Q波が-5mm、R波が+3mmのため、
　　Q波（-5mm）+R波（+3mm）=-2mm。
Ⓓ：R波が+4mm、S波が-4mmのため、
　　R波（+4mm）+S波（-4mm）=0mm。
Ⓔ：R波が+3mm、S波が-12mmのため、
　　R波（+3mm）+S波（-12mm）=-9mm。

図9 QRS軸+45°（正常）の場合

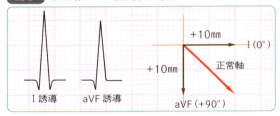

QRS波のベクトルの総和は、Ⅰ誘導で+10mm、aVF誘導で+10mmです。このため座標軸上で横軸にⅠ誘導のQRS波のベクトルの総和である+10mm、縦軸にaVF誘導のQRS波のベクトルの総和である+10mmを点で示すと、QRS軸は45°と求めることができます。

図10 QRS軸0°（正常）の場合

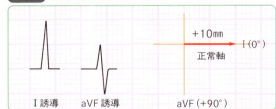

Ⅰ誘導のQRS波のベクトルの総和は+10mm、aVF誘導のQRS波のベクトルの総和は0mmのため、Ⅰ誘導を横軸、aVF誘導を縦軸とした座標軸上に点で示すと、QRS軸は0°になります。

図11 QRS軸+120°（右軸偏位）の場合

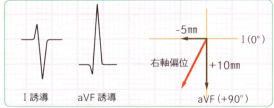

Ⅰ誘導のQRS波のベクトルの総和は-5mm、aVF誘導のQRS波のベクトルの総和は+10mmのため、Ⅰ誘導を横軸、aVF誘導を縦軸とした座標軸上に点で示すと、QRS軸は+120°とわかります。QRS軸+120°は右軸偏位です。

図12 QRS軸-45°（左軸偏位）の場合

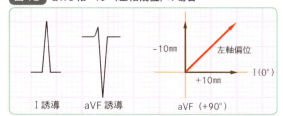

Ⅰ誘導のQRS波のベクトルの総和は+10mm、aVF誘導のQRS波のベクトルの総和は-10mmのため、Ⅰ誘導を横軸、aVF誘導を縦軸とした座標軸上に点で示すと、QRS軸は-45°とわかります。QRS軸-45°は左軸偏位です。

日常臨床では、精密なQRS軸の計算は、必ずしも必要ありません。例えばQRS軸が＋45°と＋50°であっても、臨床的な問題はありません。むしろ以前の心電図で＋60°であった所見が、＋90°と軸偏位が大きく変化したような場合には、その変化の原因が何かを考える必要があります。

前ページでⅠ誘導とaVF誘導のQRS波のベクトルの総和を座標軸上の点であらわし、QRS軸を求めるやり方を示しましたが、実際に何mmかを正確に計算しなくても、Ⅰ誘導とaVF誘導のQRS波のベクトルの総和を目分量で目測し、その比率から座標軸を頭の中でイメージして概算してもよいでしょう。例えば、Ⅰ誘導のQRS波のベクトルのおおよその総和と、aVF誘導のQRS波のベクトルのおおよその総和がほぼ等しく、1：1のときは、QRS軸は、おおよそ45°とイメージすることができます。同様にⅠ誘導のQRS波のベクトルのおおよその総和とaVF誘導のQRS波のベクトルのおおよその総和の比率が2：1のときは、QRS軸は＋30°、1：2のときは＋60°とわかります（図13）。

さらに簡単に、QRS波のベクトルの総和が、Ⅰ誘導で陽性、aVF誘導で陽性の場合は正常、Ⅰ誘導で陰性、aVF誘導で陽性の場合は右軸偏位、Ⅰ誘導で陽性、aVF誘導で陰性の場合は左軸偏位と判読できます（表2）。

表2 QRS波と軸偏位の早わかり表

	QRS波のベクトルの総和	
	Ⅰ誘導	aVF誘導
正常軸	陽性	陽性
右軸偏位	陰性	陽性
左軸偏位	陽性	陰性

・アドバイス
表2を参考にすると、軸偏位が簡単にわかります。

図13 ベクトルの総和の比率が2：1のときのQRS軸の簡単な求め方

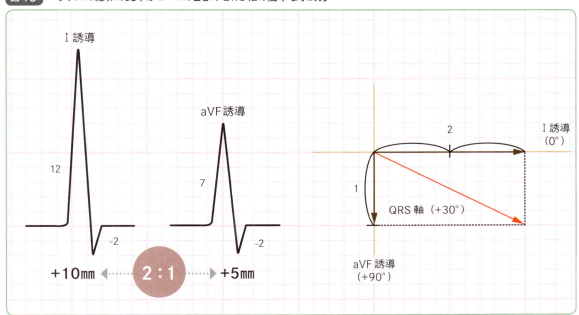

症例 1　V1-3誘導で　ジグザグR波をみつけたら……（右脚ブロック）

V1-3誘導のR波に注目。R波がジグザグしていたら、右室の興奮の遅れをあらわしています。

図14 完全右脚ブロック

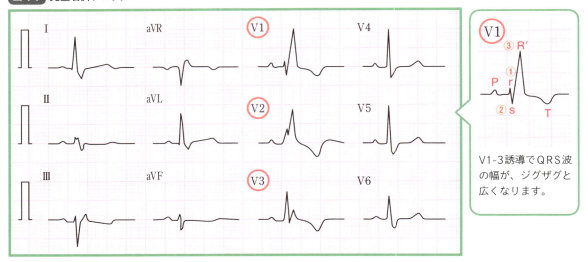

V1-3誘導でQRS波の幅が、ジグザグと広くなります。

♥心電図　V1-3誘導で、R波がふたつに分かれ、ジグザグしています（図14）。

♥判読のポイント　右側胸部誘導V1-3誘導、ときにV4誘導で、R波がジグザグとふたつに分かれていたら、心室に興奮が伝導するときに<u>右脚に刺激の伝導障害</u>、つまりブロックがあることをあらわしています。このような所見をみたら<u>右脚ブロック</u>と判読します。

図15 右脚ブロックのときの興奮の伝わり方

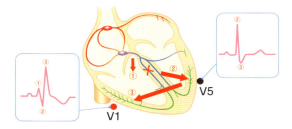

右脚ブロック

右側胸部誘導V1-3誘導、ときにV4誘導は心臓の右側半分をみている誘導ですが、これらの誘導で<u>R波がジグザグして2つある場合</u>を<u>右脚ブロック</u>といいます。

右脚ブロックのとき、心臓はどのようになっているのでしょうか。心房から房室結節、ヒス束を通って心室に伝導してきた興奮は、右脚と左脚に分かれ、それぞれプルキンエ線維に伝わり、右室、左室を興奮させます。このうち右脚に刺激の伝導障害、つまりブロックが発生している場合が右脚ブロックです。<u>右脚がブロックされるため、心室内の興奮は左脚を経由し、図15の①→②→③のように伝導します</u>。右室の興奮が遅れるために、右側胸部誘導では幅広のジグザグしたQRS波が描かれます。

右側胸部誘導V1-3誘導に描かれるR'波は、遅れた右室の興奮をあらわし、V5-6誘導ではS波となってあらわれます。右脚ブロックのQRS波の幅が狭い場合（≦0.10秒、3mm未満）を**不完全右脚ブロック**、広い場合（＞0.10秒、3mm以上）を**完全右脚ブロック**といいます。右脚ブロックは、しばしば健常者にもみられます。

症例❷ （V5-6誘導で）幅広いQRS波をみつけたら……（左脚ブロック）

V5-6誘導のQRS波に注目。QRS波の幅が広くなっていたら、左室の興奮の遅れをあらわしています。

図16 完全左脚ブロック

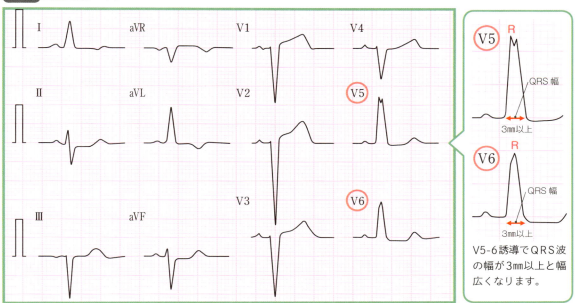

V5-6誘導でQRS波の幅が3mm以上と幅広くなります。

♡心電図 P波はⅠ、Ⅱ、aVF、V5誘導で陽性のため洞調律です。V5-6誘導でQRS波の幅が3mm以上に幅広くなっています（図16）。

♡判読のポイント V5-6誘導でQRS波の幅が広くなっていたら、<u>左脚に刺激の伝導障害、つまりブロックがある</u>ことをあらわしています。このような所見をみたら左脚ブロックと判読します。

図17 左脚ブロックのときの興奮の伝わり方

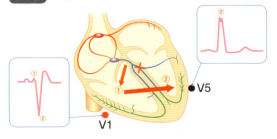

左脚ブロック

左脚に刺激の伝導障害が起こり、ブロックされている場合を**左脚ブロック**といいます。<u>左脚ブロックがあると、図17の①→②のように、心室内の興奮は右脚を通って右室へ、その後、心室中隔を正常とは逆方向に右室から左室へと伝導します。</u>このため右側胸部誘導V1-3、ときにV4誘導からみると、心室中隔を右室から左室側へと遠ざかる興奮をあらわし、<u>R波は小さくなります。</u>

一方、左室へと向かう刺激の伝導は、ブロックされて時間がかかるため、左側胸部誘導V5-6の<u>QRS波は幅広く（>0.10秒、3mm以上）</u>なります。V1-4誘導でR波が小さくなり、V5-6誘導でQRS波が幅広くなる心電図をみつけた場合は、完全左脚ブロックと判読します。多くの場合、左脚ブロックには、背景に何らかの心臓病が存在するため、<u>左脚ブロックをみつけたら、原因を探ることが重要</u>です。

QS波、異常Q波を読み取る

QS波、異常Q波

R波がないので、Q波ともS波とも名づけられない、大きく下向きにとがったQRS波をQS波といいます（図18）。また、幅が1mm（0.04秒）以上で、R波の高さの1/4以上の深さのQ波を異常Q波といいます（図19）。

QS波や異常Q波は、陳旧性心筋梗塞のときにみられる重要な波形です。QS波、異常Q波がみられる誘導から、心筋梗塞領域の診断ができます。

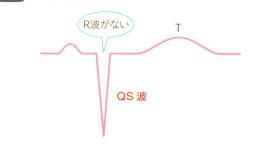

図18 QS波の波形

表3 QS波、異常Q波がみられる誘導と心筋梗塞領域の診断

V1-4誘導	前壁中隔心筋梗塞
V1-6誘導	広範囲前壁心筋梗塞
Ⅱ、Ⅲ、aVF誘導	下壁心筋梗塞
Ⅰ、aVL、V5-6誘導	側壁心筋梗塞

V1-4誘導は心臓の前面をみている誘導です。このため、これらの誘導でQS波や異常Q波を認めたら、陳旧性前壁中隔心筋梗塞と判読できます。

V1-6誘導にわたり、広い範囲の誘導で認めたときは、心臓の前面から左側面にかけての広い範囲の陳旧性梗塞、つまり広範囲前壁の陳旧性心筋梗塞です。

また、Ⅱ、Ⅲ、aVF誘導でQS波や異常Q波を認めたときは下壁、Ⅰ、aVL、V5-6誘導

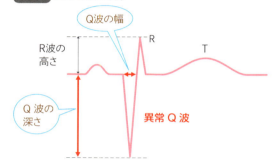

図19 異常Q波の波形

で認めたときは側壁の陳旧性心筋梗塞と判読できます。

ただし、一般的にⅡ、Ⅲ、aVF、aVL、V1誘導などで、これらの異常波形を単独で認めた場合は、必ずしも陳旧性心筋梗塞を示すものではありません。心エコー図で、QS波や異常Q波を認める誘導に一致した左室の壁運動障害があるかを確認すれば、より正確に陳旧性心筋梗塞と診断できます。

表4 QS波、異常Q波と陳旧性心筋梗塞領域の関係

閉塞部分	Ⅰ	Ⅱ	Ⅲ	aVL	aVF	V1	V2	V3	V4	V5	V6
前壁中隔梗塞						●	●	●	●		
側壁梗塞										●	●
高位側壁梗塞	●			●							
広範囲前壁梗塞	●				●	●	●	●	●	●	●
下壁梗塞		●	●		●						
下側壁梗塞		●	●		●					●	●
高位後壁梗塞						🟢	🟢				
下後壁梗塞		●	●		●	🟢	🟢				

● はQS波、異常Q波を認める誘導。　🟢 はQS波、異常Q波の鏡像・対側性変化としてR波増高を認める誘導。

症例 ① QS波をみつけたら……（陳旧性心筋梗塞）

QS波をみつけたら、陳旧性心筋梗塞を疑います。QS波を認める誘導から、陳旧性心筋梗塞の領域が診断できます。

図20 陳旧性心筋梗塞

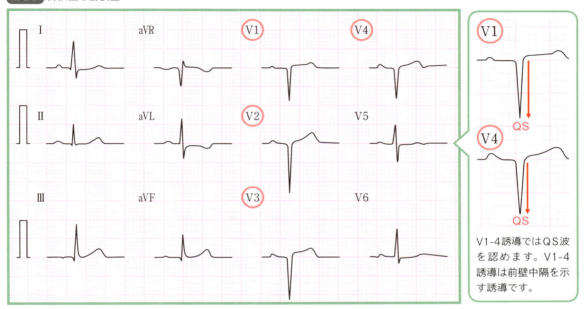

V1-4誘導ではQS波を認めます。V1-4誘導は前壁中隔を示す誘導です。

♡心電図　洞調律で、V1-4誘導にQS波がみられます（図20）。

♡判読のポイント　QS波がみられるため、陳旧性心筋梗塞です。胸部誘導の中でV1-4誘導は、ちょうど心臓の前壁から中隔にかけての領域をみている誘導（図21）のため、陳旧性前壁中隔心筋梗塞と判読できます。

・アドバイス
大きく下向きにとがったQS波を認める誘導から、陳旧性心筋梗塞の領域が診断できます。56ページの表3をみてくださいね。

図21 V1-4誘導でみられるQS波

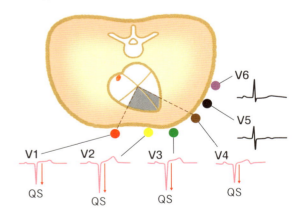

R波がないために、Q波ともS波ともいえない「大きく下向きにとがった波形」をQS波といいます。これは陳旧性心筋梗塞のときに描かれる重要な所見です（図20）。QS波をみつけたら、まずは陳旧性心筋梗塞を疑いましょう。12誘導心電図では、QS波が描かれる誘導から、心臓のどこに陳旧性心筋梗塞を起こしているのかがわかります。

症例 2 異常Q波をみつけたら……（陳旧性心筋梗塞）

幅広く深いQ波をみつけたら、異常Q波です。QS波と同じく、まずは、陳旧性心筋梗塞を疑います。

図22 陳旧性心筋梗塞

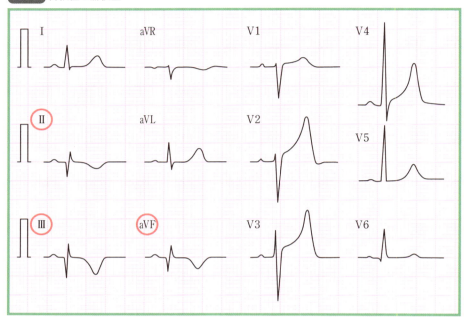

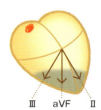

♡心電図 洞調律で、Ⅱ、Ⅲ、aVF誘導に、幅が1mm以上あり、深さがR波の1/4以上ある異常Q波を認めます（図22）。

♡判読のポイント Ⅱ、Ⅲ、aVF誘導に、異常Q波を認めるので、陳旧性心筋梗塞と読み取ります。Ⅱ、Ⅲ、aVF誘導は心臓の下側の面をみている誘導のため、梗塞領域は下壁とわかり、陳旧性下壁心筋梗塞と判読できます。

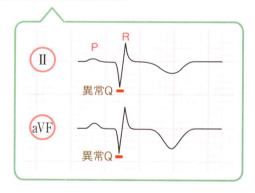

QS波、異常Q波を読み取るときのポイントは？

　QS波や異常Q波から梗塞領域を診断する場合は、個々の誘導をひとつずつみるよりも、冠動脈の支配領域を示すいくつかの誘導をグループとしてみるやり方がよいでしょう。

　例えばⅡ、Ⅲ、aVF誘導は心臓の下壁領域を示す誘導ですが、陳旧性下壁梗塞では、これらの誘導のすべてにQS波や異常Q波などの変化がみられるはずです。もしも小さなq波が、これらの誘導のひとつにしかみられないときと比べ、Ⅱ、Ⅲ、aVF誘導のすべてにみられる場合は、診断意義ははるかに高いと考えることができます。

症例 ❸ （Ⅰ・aVL・V5-6誘導で）小さなq波をみつけたら……（中隔性q波）

Ⅰ誘導やaVL誘導、V5-6誘導でみられる小さなq波は、健常者にもあらわれ、これを中隔性q波といいます。

図23 健常者

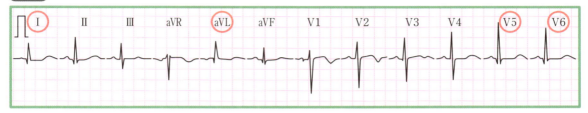

中隔性q波

Ⅰ、aVL、V5-6誘導といった側壁誘導によくみられる小さなq波を**中隔性q波**（septal q wave）といいます（図23）。正常な心室の興奮は図24の①②③④の順に伝導します。このとき、①の興奮は心室中隔を左から右へと伝わり、これがⅠ、aVL、V5-6誘導からは遠ざかるq波となって描かれるのです。中隔性q波は心室の最も早期に生じる中隔の興奮を示す波形

図24 Ⅰ、aVL、V5-6誘導にあらわれる中隔性q波の波形

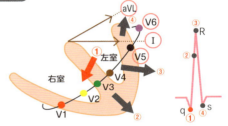

で、健常者にみられる正常所見の一種です。側壁誘導にみられる小さなq波を、すぐに陳旧性側壁梗塞と判読してはいけません。

ステップアップ QS波のなりたち

QS波のなりたちには諸説ありますが、最もわかりやすい説をご紹介しましょう。

健常な部位の心筋からは、刺激が電極に向かってくるので、このとき心電図に記録されるQRS波は陽性波として描かれます。

一方、組織が壊死している心筋梗塞領域では、この部分からは電気の刺激が発生しません。このため、梗塞領域にあたる電極からは、まるで梗塞部分が窓のようになって、対側の遠ざかる電気の刺激をみることとなり、この遠ざかる波形が下向きのQS波となって記録されるのです。反対側の心筋が、対側の電極に向かって電気の刺激を発生している様子を、窓越しにみているというわけです（図25）。

図25 窓にたとえられる心筋梗塞の領域

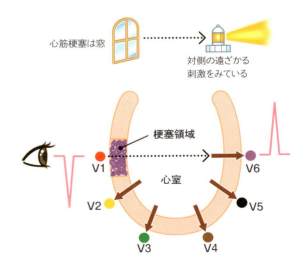

症例 4　V1-4誘導で 小さなr波をみつけたら……（陳旧性前壁中隔心筋梗塞）

V1-4誘導で、R波が徐々に高くならず、小さなr波しかないときは、陳旧性前壁中隔心筋梗塞を疑います。

図26 陳旧性前壁中隔心筋梗塞

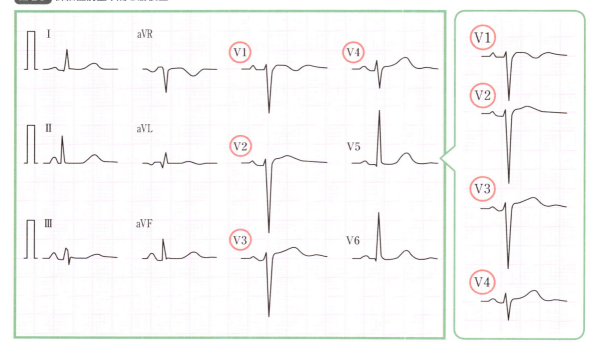

❤**心電図**　Ⅰ、Ⅱ、aVF、V5誘導でP波が陽性、各心拍で同じ形のため、洞調律です。次に、QRS波をみると、V1-4誘導でR波が徐々に高くならず、小さなr波を認めます（図26）。

❤**判読のポイント**　このようにV1-4誘導でR波が徐々に増高せず、小さなr波しか描かれていない場合をR波増高不良といい、陳旧性前壁中隔心筋梗塞を疑う所見です。

R波増高不良

正常の心電図は、V1-4誘導に向かってR波が順次増高します。これに対し、V1-3誘導、あるいはV4誘導に向かってR波の増高がみられず、小さなr波しか描かれていない場合をR波増高不良（poor R wave progression）といいます。またV1-3誘導、あるいはV4誘導に向かってr波の高さが、むしろ順次小さくなっている場合をR波減高（または逆R漸増）といい、これらの所見は陳旧性前壁中隔心筋梗塞や完全左脚ブロック、慢性閉塞性肺疾患（COPD）、心アミロイドーシス、漏斗胸、心臓の位置変化（時計回転）などでみられます。

なかでも、日常臨床でこれらの所見を認めたときは、まずは陳旧性前壁中隔心筋梗塞を疑いましょう。心筋梗塞によって心筋から電極に向かう起電力が低下するため、V1-3誘導、あるいはV4誘導のR波が小さく描かれます。

より正確な診断のために、心エコー図で前壁中隔領域の壁運動異常を確認します。

高いR波を読み取る

V5-6誘導で高いR波をみつけたときは、<mark>左室肥大</mark>を疑います。心筋の重量が増加することを肥大といい、なかでも左室が肥大した場合を左室肥大といいます。<mark>左室肥大には大きく2種類あります。</mark>左室心筋が内側に向かって分厚く変化した<mark>求心性左室肥大</mark>と、外側に向かって拡大した<mark>遠心性左室肥大</mark>です。<mark>左室肥大に共通し</mark>た変化としてV5-6誘導のR波が増高しますが、求心性左室肥大と遠心性左室肥大では機序が異なります。求心性左室肥大では電極へと向かう起電力が増大するのに対して、遠心性左室肥大では電極と心臓との距離が短くなり、ともにR波が増高します（図27）。それぞれの心電図を詳しく判読してみましょう。

図27 求心性左室肥大と遠心性左室肥大

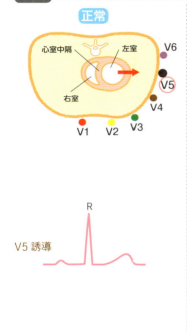
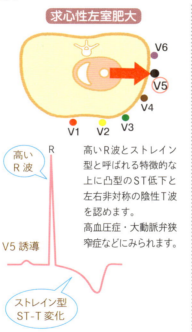
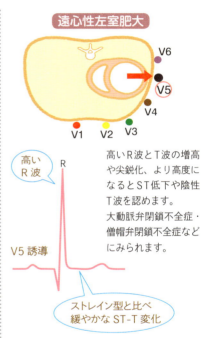

鑑別しよう　求心性左室肥大と遠心性左室肥大

<mark>左室肥大</mark>は、<mark>V5-6誘導でR波が増高します</mark>が、一方で、<mark>V1誘導では、S波が深くなります</mark>。このV1誘導の深いS波は、V5-6誘導の高いR波を対側からみている変化です。V5-6誘導のR波増高による左室肥大の心電図診断の基準は数多くありますが、以下が広く活用されています。

左室肥大が進行すると、左房負荷やV5-6誘導の<mark>q波</mark>、平低T波、二相性T波などの所見も出現し、さらに特徴的な<mark>ST-T変化</mark>もあらわれます。<mark>R波の増高に加え、ST-T部分の変化に着目すると、求心性左室肥大と遠心性左室肥大を鑑別できます。</mark>

> 左室肥大の診断：V1誘導のS波の深さ ＋ V5誘導（またはV6誘導）のR波の高さ ＞ 35mm

症例 1　V5-6誘導で　高いR波をみつけたら……①（求心性左室肥大）

V5-6誘導で、高いR波と上に凸型のストレイン型ST-T変化を認めたら、求心性左室肥大を疑います。

図28　求心性左室肥大

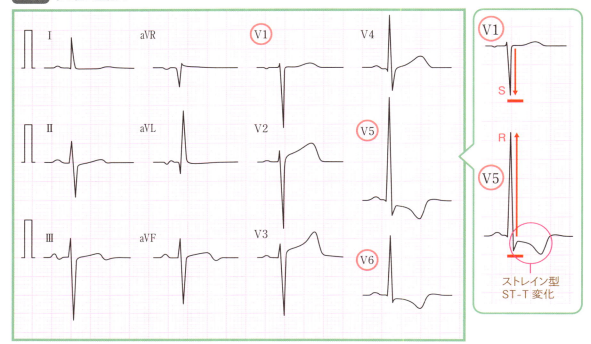

♥**心電図**　洞調律で、V5-6誘導のR波の増高に加え、特徴的なストレイン型ST-T変化と呼ばれる上に凸型のST低下と、陰性T波の下り坂と上り坂の傾きが異なる左右非対称性の陰性T波の所見を認めます（図28）。

♥**判読のポイント**　V5-6誘導のR波増高があり、さらにV1誘導のS波の深さ＋V5誘導（またはV6誘導）のR波の高さ＞35mmのときは、左室肥大と診断できます。さらにV5-6誘導のST-T部分をよくみると、上に凸型のST低下と、左右非対称性の陰性T波を認めます。このような特徴的なST-T変化をストレイン型ST-T変化といい、圧負荷による求心性左室肥大の際にみられます。

　心エコー図（図29）でみると、傍胸骨左縁左室長軸断面で、求心性左室肥大の所見を認めました。図29上の正常例と比較すると、左室壁厚の違いがよくわかります。大動脈弁狭窄症でした。

図29
正常の心エコー図（右）と
求心性左室肥大の
心エコー図（下）
（傍胸骨左縁左室長軸断面）

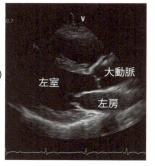

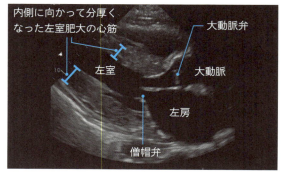

症例 2　(V5-6誘導で) 高いR波をみつけたら……② (遠心性左室肥大)

 V5-6誘導で、高いR波と緩やかなST-T変化をみつけたら、遠心性左室肥大を疑います。

図30 遠心性左室肥大

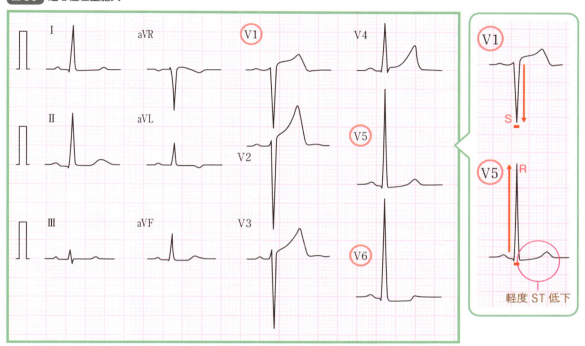

軽度ST低下

♥心電図　洞調律で、V5-6誘導のR波増高があります。V1誘導のS波の深さ＋V5誘導（またはV6誘導）のR波の高さ＞35mmがみられ、左室肥大と診断できます（図30）。

♥判読のポイント　V5-6誘導のST-T部分をよくみると、ストレイン型とは異なった緩やかなST低下を認めます。V5-6誘導のR波増高と緩やかなST-T変化を認めたときは、容量負荷による遠心性左室肥大の所見です。心エコー図（図31）でみると、傍胸骨左縁左室長軸断面で、左室の拡大による遠心性左室肥大を認めました。図31上の正常例と比較すると、左室の拡大がよくわかります。大動脈弁閉鎖不全症でした。

図31
正常の心エコー図（右）と
遠心性左室肥大の
心エコー図（下）

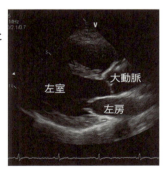

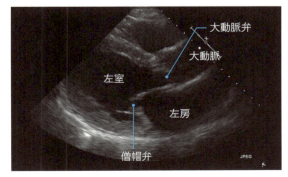

左室肥大の心電図の読み方

●高いR波、ストレイン型ST-T変化は、求心性左室肥大

　心室に圧の負荷がかかり、心筋がより強い力で収縮しなければならない状態が続くと、ひとつひとつの心筋細胞が肥大し、左室心筋は内側に向かって分厚くなり、左室の内腔が狭くなります。このような変化を求心性左室肥大といい、高血圧症や大動脈弁狭窄症などの疾患であらわれます（図32左）。

　V5-6誘導で高いR波と、ストレイン型と呼ばれる特徴的な上に凸型のST低下と、左右非対称性の陰性T波を認めます。

●高いR波、緩やかなST-T変化は、遠心性左室肥大

　心室に収容すべき血液量が増えた状態が続くと、心筋が延長して心室が外側に向かって拡大し、心室の内腔が大きくなります。このような容量負荷による変化を遠心性左室肥大といい、大動脈弁閉鎖不全症や僧帽弁閉鎖不全症、心房中隔欠損症などの疾患であらわれます（図32右）。

　V5-6誘導で高いR波を認め、さらにT波の増高・尖鋭化、左室拡大がより高度になるとST低下や陰性T波などの変化もあらわれます。しばしばV5誘導に比べ、V6誘導のR波が高いこともあり、特徴のひとつです。

図32 求心性左室肥大（左）と遠心性左室肥大（右）

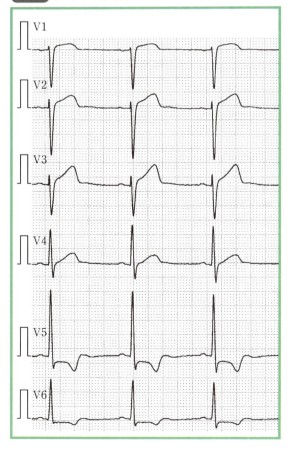
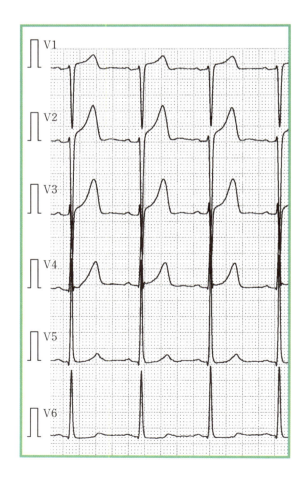

症例 3　（Ⅰ・Ⅱ・Ⅲ・V1-6誘導で）小さなqrs波をみつけたら……（低電位）

広い範囲の誘導で、小さなQRS-T波をみつけたら、低電位です。心膜液貯留や心筋の起電力の低下など、原因となる疾患を探りましょう。

図33　低電位

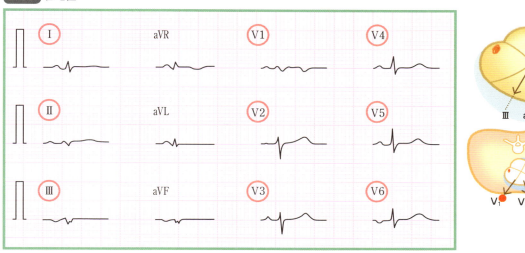

♥心電図　洞調律で、QRS波の高さがⅠ、Ⅱ、Ⅲ誘導で5mm以下、V1-6誘導で10mm以下と、低電位の所見を認めます（図33）。

♥検査と診断　肺がんの既往と、心電図の低電位の所見から、肺がんの心膜転移による心膜液貯留を疑い、心エコー図（傍胸骨左縁左室短軸断面）を記録しました（図34）。心エコー図では中央に左室、向かって左上方に右室が観察され、心臓の周囲の心膜腔にecho-free spaceを認め、心膜液貯留の所見を認めました。後日、心膜穿刺を行ったところ血性心膜液を認め、肺がんの心膜転移による心膜液貯留の診断となりました。

図34　心膜液貯留がみられる心エコー図

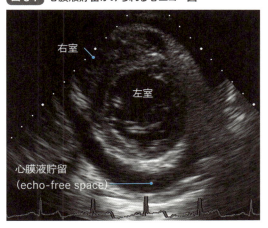

低電位

QRS波の高さがⅠ、Ⅱ、Ⅲ誘導で5mm以下、V1-6誘導で10mm以下の場合を低電位といいます。原因として以下のようなものがあります。

①心臓の起電力が電極に伝わらない場合
　心膜液貯留、甲状腺機能低下（粘液水腫）、肺気腫、大量の胸水貯留、肥満

②全身に高度の浮腫がある場合
　重度の心不全、悪液質、ネフローゼ症候群、腎不全

③心筋の起電力が低下した場合
　広範囲な心筋障害（広範囲前壁心筋梗塞、拡張型心筋症、心筋炎など）

　特に心膜液貯留は悪性疾患の心膜転移によることが多く、基礎疾患の精査が重要です。

心膜液貯留と心タンポナーデ

心膜液貯留によって心膜腔の内圧が上昇すると、心臓が圧迫されて拡張障害が起こり、心拍出量低下など血行動態の悪化をきたし、このような病態を心タンポナーデといいます。心タンポナーデは単なる心膜液貯留とは異なり、心原性ショックの原因となるため、緊急の処置を要する重篤な救急疾患のひとつです。

悪性腫瘍の心膜転移、心筋尖、心膜炎、結核性・尿毒症性心膜炎、急性大動脈解離、心筋梗塞後心破裂、心臓外科手術後、胸部外傷など、原因は多岐にわたります。心膜液としての貯留物は、ほとんどが血液や浸出液ですが、まれに膿や気体のこともあります。

● 心タンポナーデの重症度は？

心タンポナーデの重症度は、心膜液の貯留量ではなく、バイタルサインをはじめとする血行動態の変化によります。心タンポナーデを起こす心膜液の貯留量は一定でなく、心膜液の貯留する速さと心膜の広がりやすさで決まります。急性大動脈解離や胸部外傷など、急速に心膜液が貯留する場合は、200～300ml以下でも心タンポナーデを生じます。一方、悪性腫瘍の心膜転移などのようにゆっくり貯留する場合は、徐々に心膜が広がるため、1000ml以上貯留しても心タンポナーデにならないこともあります。

図35は、心エコー図で観察するときの心タンポナーデの重症度を示しています。まず、心膜液が貯留し、心膜腔内圧が上昇してくると、収縮早期に右房が十分に広がらず圧排されて虚脱します（①）。さらに心膜腔内圧が上昇すると、拡張早期に右室が虚脱し（②）、さらに心膜腔内圧が上昇すると、ついには収縮早期に左房の虚脱を認めるようになります（③）。たとえ心膜液が多量に貯留していても、心腔の虚脱を認めなければ、心タンポナーデではありません（④）。

● 心タンポナーデの身体所見は？

急性心タンポナーデは、血圧低下、静脈圧の上昇、心音減弱を認め、これをBeckの三主徴といい、広く知られています。また慢性心タンポナーデでは、腹水貯留、静脈圧の上昇、心音減弱を認め、ほとんどの場合血圧は低下し、頻脈、頻呼吸を認めます。右心不全をきたし肝臓や消化管のうっ血による食思不振、体重減少、胸腹部圧迫感や、それ以外にも基礎疾患に基づくさまざまな症状があらわれます。身体診察では、頸静脈怒張、奇脈（吸気時に脈拍が弱くなって血圧が10mmHg以上低下する）を認めます。

● 心タンポナーデの心電図は？

心膜液が多量に貯留すると、QRS波やT波の低電位、さらに頻脈やR波の高さがひとつおきに交互に変化する電気的交互脈などの所見を認めます。

● 心タンポナーデの診断は？

心タンポナーデを疑った場合は、詳細な心エコー図による観察が重要です。たとえ心膜液が多量に貯留していても、心腔の虚脱がなければ、

図35 心タンポナーデの重症度

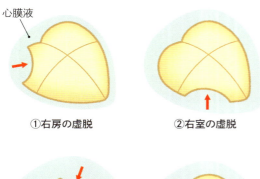

①右房の虚脱　②右室の虚脱

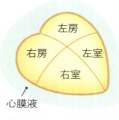
③右房・左房の虚脱　④虚脱なし、血行変化なし

血行動態は保たれており、心タンポナーデではありません。しかし、心膜液の貯留によって心膜腔の内圧が上昇すると、収縮早期の右房、左房の虚脱や、拡張早期の右室の虚脱、心室中隔の偏位などの所見があらわれ、血圧低下などの血行動態の悪化を認め、このような場合に心タンポナーデと診断します。図36は、心エコー図の傍胸骨左縁左室長軸断面です。心膜腔に全周性にecho-free spaceを認め、心膜液が貯留しており、拡張早期に右室前壁が虚脱（赤矢印）しているのがわかり、心タンポナーデと診断できます。

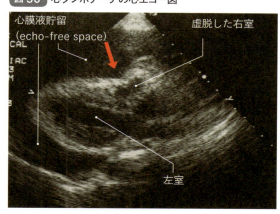

図36　心タンポナーデの心エコー図

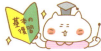 ## なぜ心電図が低電位になるの？

もともと水は電気を通しやすいにもかかわらず、心膜液貯留など、心膜腔に水分が貯留すると、なぜ心電図では低電位になるのでしょうか？諸説ありますが、貯留した心膜液の中を、電気刺激が自由な方向に行き交って打ち消し合うため、低電位となって描かれます（図37、図38）。

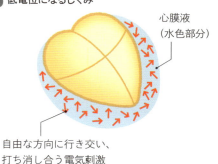

図37　低電位になるしくみ

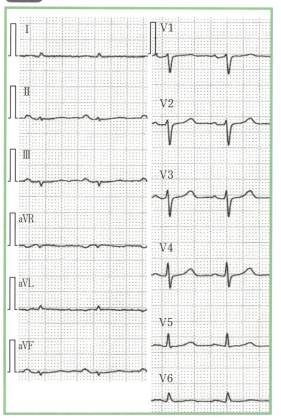

図38　低電位

・ドクターからコメント

低電位をみつけたら、まずは、心エコー図などの検査で心膜液貯留を評価してみましょう。

ST部分からわかること

QRS波の終わりからT波の始まりまでが、ST部分。正常では基線と同じ高さをしています。ST部分の上昇や低下から病気をみつけましょう。

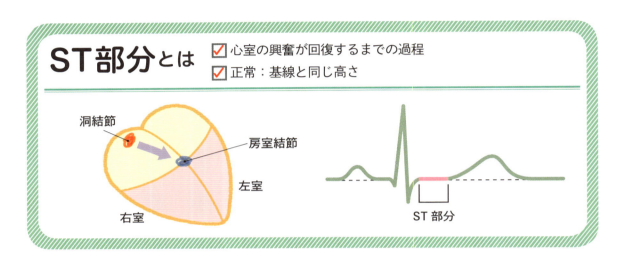

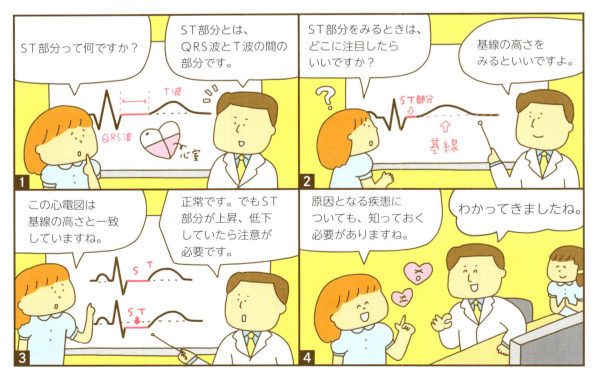

心室の興奮が回復するまでをあらわすST部分

QRS波の終わりからT波の始まりまでを**ST部分**といい、ST部分は心室全体の興奮が回復するまでの過程をあらわします。

正常ではST部分の高さは基線に一致しています。一方、急性心筋梗塞のときはST部分が上昇し、狭心症の発作時にはST部分が低下します。このように基線よりも上昇、低下している場合は、異常と判読します（図1）。

ただし、健常者でも肢誘導で-0.5mmから＋1.0mm、胸部誘導で＋2.0から＋3.0mm程度のST上昇がみられることがあります。特に健常者や病的原因がはっきりしない中高年の女性、ジギタリスの内服時などは、ST部分が変化することがあり、これを**非特異的ST変化**といいます。

ST変化だけで、正常か病的かを正確に診断するのは難しく、臨床では心電図を経時的に繰り返し記録し、慎重に評価する必要があります。ST変化が「常に一定で変化がない」と確認できれば、病的でないと判読できます。

図1　心筋虚血とST変化のしくみ

①正常

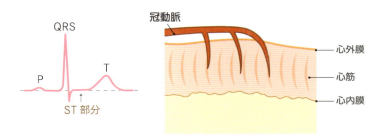

正常では、ST部分は基線と同じ高さをしています。

②ST低下をきたす心内膜側のみの虚血

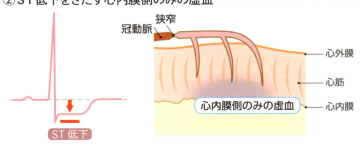

心筋虚血や心筋障害が、心内膜側のみに生じると、心電図ではST低下を認めます。
（例）狭心症の発作時

③ST上昇をきたす貫壁性虚血

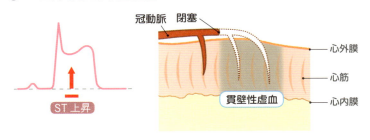

心筋虚血や心筋障害が、心内膜側から心外膜側まで、全層にわたりに生じる（貫壁性虚血）と、心電図ではST上昇を認めます。
（例）急性心筋梗塞

ST上昇を読み取る

図2 ST上昇の特徴

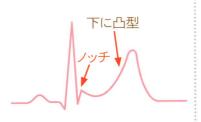
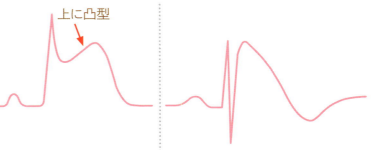

　ST部分が基線より上昇することを**ST上昇**といいます（図2）。

　心筋の障害が心内膜側から心外膜側まですべてに及ぶ（貫壁性）と、心電図のST部分は上昇（ST上昇）します。これは**急性心筋梗塞**や**冠攣縮性狭心症の発作時**などにみられます（表1）。

　一方、健常者でもわずかなST上昇を認めることがあり、これを**早期再分極**（early repolarization）といいます。臨床では、かなりの頻度で早期再分極に遭遇します。若年の男性に多いとされていますが、実際にはすべての年齢層でみられます。心電図では、おもに胸部誘導（V1-4誘導）や下壁誘導（Ⅱ、Ⅲ、aVF誘導）で、下に凸型のST上昇（通常は＜4mm）を認め、さらに左右非対称性のT波増高（通常は＞10mm）、ST部分の始まりにノッチなどの

表1　ST上昇をきたす代表的な疾患

- ・急性心筋梗塞　・冠攣縮性狭心症の発作時
- ・早期再分極　　・Brugada症候群
- ・急性心膜炎　　・急性心筋炎
- ・心室瘤　　　　・左脚ブロック
- ・急性脳血管障害　など

所見もみられます。これらの所見が無自覚で経時的に変わらなければ、早期再分極と判読できます（図3）。

　また、おもにV1-2誘導にあらわれる**右脚ブロック様波形に伴う特徴的なST上昇**は**Brugada症候群**のときにみられ、ときに命にかかわる重篤な不整脈によって突然死をきすことがある見逃せない所見です。

症例 1 （V1-4 誘導で）下に凸型のST上昇をみつけたら……（早期再分極）

 下に凸型のST上昇、左右非対称のT波の増高をみつけ、無症状で経時変化がなければ、健常者にみられる早期再分極です。

図3 早期再分極

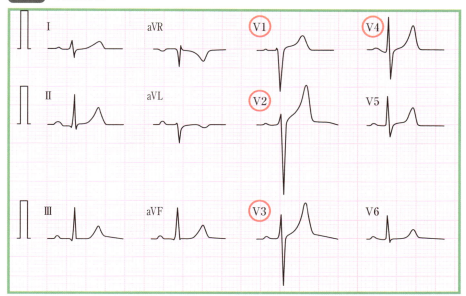

❤**心電図** P波はⅠ、Ⅱ、aVF、V5誘導で陽性のため、洞調律です。QRS波は3mm未満で幅が狭く、QS波や異常Q波はありません。そしてST部分をみると、V1-4誘導で下に凸型のST上昇を認めます（図3）。

❤**検査と診断** V1-4誘導に下に凸型のST上昇を認めます。さらにT波は上り（上行脚）がなだらかで、下リ（下行脚）が急峻な左右非対称性で、増高しています。このようにおもにV1-4誘導に下に凸型のST上昇と左右非対称のT波増高を認め、無症状で経時的な変化や基礎心疾患がなければ、早期再分極と判読します。早期再分極は健常者にみられます。

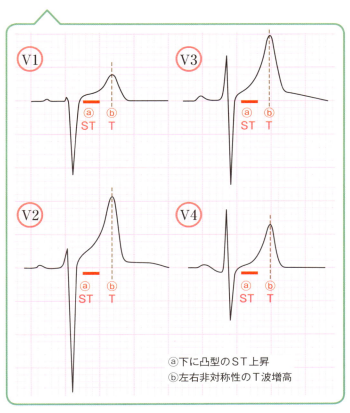

ⓐ下に凸型のST上昇
ⓑ左右非対称性のT波増高

虚血性心疾患ってなに？

心筋に血液を供給するのが、心臓の表面全体を囲んで流れる冠動脈です。冠動脈に何らかのトラブルが生じて、心筋に必要な十分量の血液が流れなくなる疾患が狭心症や心筋梗塞で、これらを総称して、虚血性心疾患といいます（図4）。

狭心症 冠動脈の内腔が部分的に狭くなり、心筋への血液の流れが悪くなると、心臓は血流不足となり、2～3分間の胸痛があらわれます。これが狭心症で、胸痛は安静やニトログリセリンの舌下投与で治まります。狭心症には、おもに冠動脈の狭窄により、労作時に発作があらわれる労作性狭心症、冠動脈が痙攣して発作があらわれる冠攣縮性狭心症、冠動脈がいよいよ詰まりかかった急性心筋梗塞を発症する1歩手前の不安定狭心症があります。

急性心筋梗塞 冠動脈の内腔が動脈硬化や血栓によって詰まり閉塞してしまうと、血液が流れなくなり、心筋は壊死を起こしてしまいます。これが急性心筋梗塞で、全体の約30％は死に至る重篤な救急疾患です。激しい胸痛が続き、安静にしてもニトログリセリンを舌下投与しても発作はすぐには治まりません。

> **・ドクターからコメント**
>
> ST変化は、急性心筋梗塞や狭心症の発作時だけでなく、ジギタリスなどの薬剤による影響、左室肥大、脚ブロック、心膜炎、心筋炎、体位変換でもあらわれます。心電図だけで、これらを完全に鑑別し、診断することは難しいので、正確な診断のためには心電図を経時的に繰り返し記録し、症状やほかの検査法とあわせて判読してください。

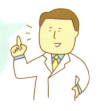

図4 狭心症と急性心筋梗塞

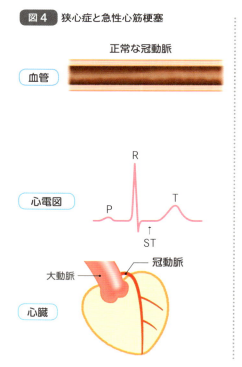
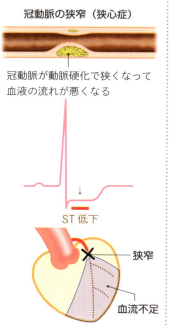
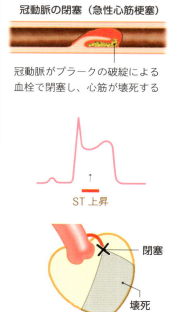

虚血性心疾患のST上昇を読み取る

冠攣縮性狭心症は、安静時に冠動脈が痙攣して胸痛発作を起こし、心電図では発作時にST上昇を認めます（図5）。深夜から早朝にかけて、安静時に約10分以内の短時間の胸痛とともに一過性のST上昇の所見を認めたときは、冠攣縮性狭心症の発作が強く疑われます。胸痛発作はニトログリセリンの舌下投与で治まり、心電図のST上昇の所見は短時間でなくなり、基線に戻ります。一般的な労作性狭心症の発作時はST低下を認めますが、この冠攣縮性狭心症の発作時にはST上昇を認めるのが特徴です。

急性心筋梗塞は、冠動脈が詰まって心筋が壊死を始めると、激しい胸痛が持続し、心電図で

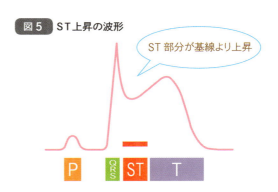

図5 ST上昇の波形

ST部分が基線より上昇

はST上昇の所見があらわれます。冠攣縮性狭心症と違い、ニトログリセリンの舌下投与では治まらず、胸痛は時間とともに激しさを増し、ST上昇も持続します。

急性心筋梗塞の超急性期

急性心筋梗塞を発症すると、心電図は経時的に変化します。冠動脈が詰まって急性心筋梗塞を発症すると、まずT波がとがってきます。このように超急性期では、まずT波の増高（hyperacute T）や尖鋭化があらわれ、急性心筋梗塞をあらわす典型的なST上昇の所見に気づきにくいことがあります（図6）。発症から1時間くらいすると、ST上昇があらわれ、そ

の後しだいにR波が減高、Q波が描かれ、翌日以降にST上昇は改善、冠性T波（coronary T）があらわれます（74ページ参照）。

図6 hyperacute T

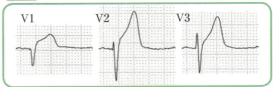

誘導でわかる急性心筋梗塞の領域

急性心筋梗塞では、心電図のST上昇を認める誘導から、梗塞領域を診断できます。例えばV1-4誘導のST上昇は前壁中隔、V1-6誘導では広範囲前壁、Ⅱ、Ⅲ、aVF誘導では下壁、Ⅰ、aVL、V5-6誘導では側壁の急性心筋梗塞と判読できます（表2）。心エコー図で、ST上昇を認める誘導に一致した領域の左室壁運動異常があるかを確認しましょう。

表2 梗塞領域と誘導

梗塞領域	ST上昇を認める誘導
前壁中隔	V1-4
広範囲前壁	Ⅰ、aVL、V1-6
下壁	Ⅱ、Ⅲ、aVF
側壁	Ⅰ、aVL、V5-6

急性心筋梗塞における心電図の経時的変化

図7 急性心筋梗塞の経時的変化

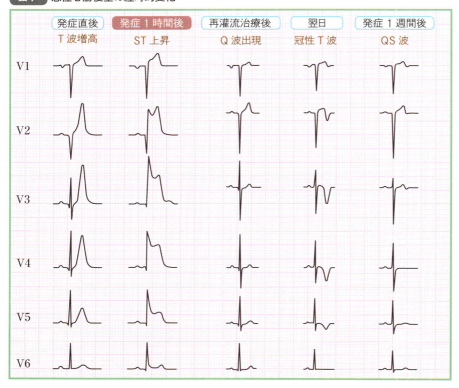

　急性心筋梗塞を発症すると、心電図は経時的に変化します（図7）。冠動脈が詰まって急性心筋梗塞を発症したとき、まず初めにT波がとがってきます。このように超急性期では、T波の増高や尖鋭化（hyperacute T）があらわれるのみで、典型的なST上昇の所見はみられません。それから1時間くらいすると、ST部分が上昇し、その後次第にR波が減高、Q波があらわれ、翌日以降にST上昇は改善、冠性T波（coronary T）と呼ばれる左右対称性の陰性T波となります。さらに1週間以上経つと、次第にT波も改善し、最後にQS波や異常Q波（56ページ参照）が残ります。

まずはST上昇を覚えよう

　急性心筋梗塞の心電図は時々刻々と変化します。全部覚えられるかな……？　と心配の方は、まずはST上昇の所見をしっかり覚えましょう。特に外来で働くスタッフにとって、急性心筋梗塞を発症した患者さんが病院に到着するころは、ST上昇の所見がみられるタイミングです。一方、病棟で働いているスタッフは、ST上昇の所見だけでなく、超急性期のT波増高、尖鋭化も決して見逃すことはできません。特に胸痛発症後すぐにコールされて記録した心電図で、冠動脈の支配領域に一致したT波の増高や尖鋭化を認めたときは、まずは急性心筋梗塞の超急性期を疑ってかかりましょう。すぐにドクターコール、スタッフを集め、急変に備えた準備、対応、処置を始めます。自施設で専門治療ができないときは、急いで専門施設に搬送するなどの対応が必要です。心電図を記録し、急性心筋梗塞の心電図所見をいち早くみつけ、正しく判読することが、救命のための第一歩です。

ST上昇の鏡像を読み取る

　急性心筋梗塞の梗塞部と180度対側の誘導に、ちょうど梗塞部誘導のST上昇を鏡に映したような逆像のST低下があらわれることが多く、これを**鏡像**または**対側性変化**といいます。通常、1枚の心電図にST上昇とST低下の両方の所見を認めた場合は、ST上昇を有意な所見として急性心筋梗塞と判読し、ST低下はST上昇の**鏡像**と考えます（図8）。

鏡像・対側性変化

　図9に鏡像・対側性変化の例を示します。梗塞部の誘導におけるST上昇に対して、反対側の誘導ではST低下、異常Q波に対してはR波の増高、陰性T波（冠性T波）に対してはT波増高があらわれます（図9）。

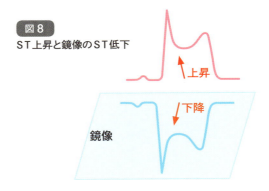

図8 ST上昇と鏡像のST低下

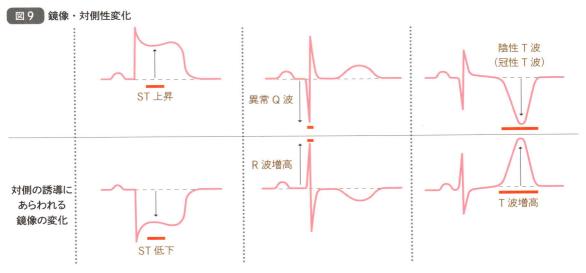

図9 鏡像・対側性変化

背部誘導、右側誘導を活用しよう

　心電図診断が難しい急性心筋梗塞があります。持続する胸痛の患者さんに、V5-6誘導の持続的なST低下を認めたときは、**急性後側壁心筋梗塞**の可能性があり、このようなときはV7-9誘導（背部誘導）でST上昇を記録することがあります。V7-9誘導のST上昇の**鏡像**として、V5-6誘導でST低下があらわれるのです。また、12誘導心電図が正常であっても、右側誘導V3R-6Rを記録すると、異常がみつかることがあります。右側誘導に0.5mm以上のST上昇があれば、**急性右室梗塞**が疑われます。さらに、新たに出現した右脚ブロックを伴うST上昇やaVR誘導でST上昇がある場合は、左主幹部病変や多枝病変など重症を示している可能性があり、特に注意が必要です。

症例 1 （V1-4誘導で）
ST上昇をみつけたら……（急性前壁中隔心筋梗塞）

2時間前から激しい胸痛があり、救急搬送されました。すぐに心電図を記録しました。

図10 急性前壁中隔心筋梗塞

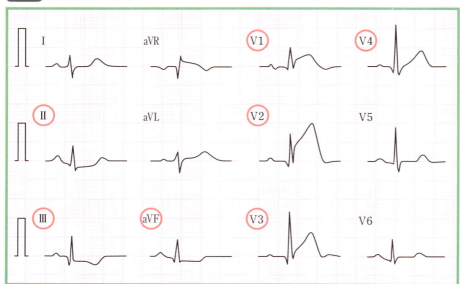

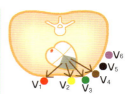

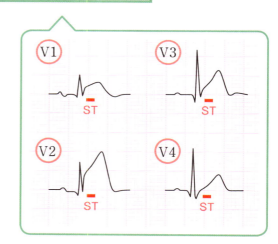

♥**心電図**　P波はⅠ、Ⅱ、aVF、V5誘導で陽性で、（各心拍で同じ形であったため）洞調律です。そして、V1-4誘導にST上昇、Ⅱ、Ⅲ、aVF誘導にST低下の所見を認めました（図10）。

♥**判読のポイント**　V1-4誘導で上に凸型のST上昇から、急性前壁中隔心筋梗塞と考え、Ⅱ、Ⅲ、aVF誘導のST低下は鏡像と判読しました。

♥**検査と診断**　心エコー図を記録したところ、前壁中隔領域の壁運動低下の所見を認め、急性前壁中隔心筋梗塞と診断しました。冠動脈が詰まっていることが推察されたため、ご本人とご家族に同意を得た後、すぐに心臓カテーテル検査を行いました。

・ドクターからコメント

一般に心電図のST上昇がV1-4誘導にあるときは前壁中隔、Ⅱ、Ⅲ、aVF誘導にあるときは下壁、Ⅰ、aVL、V5-6誘導にあるときは側壁の急性心筋梗塞と診断することができます。冠動脈の支配領域に合わせて心電図を判読しましょう。

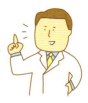

急性心筋梗塞の検査と診断、治療の流れ

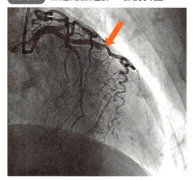

図11 左冠動脈造影　右前斜位

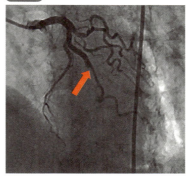

図12 左冠動脈造影　左前斜位

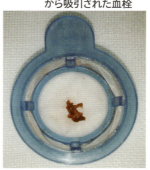

図13 冠動脈の責任病変部から吸引された血栓

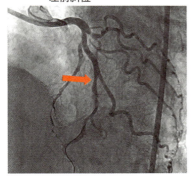

図14 血栓吸引後の左冠動脈造影　左前斜位

図15 冠動脈ステント

拡張前のステント

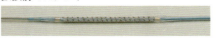

バルーンで拡張したステント

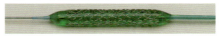

ステントの構造

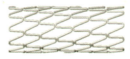

写真提供：Medtronic Japan Co.Ltd.

♥検査と診断

胸痛と心電図のST上昇の所見から急性前壁中隔心筋梗塞が疑われ、すぐに冠動脈造影検査を行いました。図11は左冠動脈を右前斜位で、図12は左前斜位で造影した所見で、左前下行枝が中間部で完全に閉塞しています（赤矢印）。この患者さんは左前下行枝中間部の閉塞による急性前壁中隔心筋梗塞と確定診断しました。このため引き続き再灌流療法として冠動脈インターベンション治療を行いました。

●冠動脈インターベンション治療

図13は血栓吸引カテーテルによって、責任病変部から吸引された血栓です。この血栓によって、冠動脈が完全に閉塞し、急性心筋梗塞を発症したのです。

図14は、血栓吸引後に左冠動脈を左前斜位で造影した所見です。左前下行枝中間部の責任病変が再灌流し、末梢側が造影されてきたことが確認できます。しかし、いまだ病変は残存しており、末梢側への血流も不充分のため、同部に冠動脈ステントを留置して拡張することにしました。

●冠動脈ステントの留置

図15が冠動脈ステントです。冠動脈ステントとは、金属でできたパイプのようなデバイスで、バルーンで広げて冠動脈の内側に圧着させ、冠動脈の病変部を拡張し、支えます。一般に病変部をバルーンのみで拡張した場合の6か月後の再狭窄率は約30％、ステントを用いて拡張

した場合は約5〜10%とされ、冠動脈ステントを留置したほうが再狭窄率は低いことがわかっています。このため近年の冠動脈インターベンション治療では、ほとんどの場合が、この冠動脈ステントを用いた治療を行っています。

図16は萎んだバルーンに装着された冠動脈ステントを、責任病変まで運び込み、留置すべき最良の位置を決定しているところです。

図17は留置すべき最良の位置を決定後、冠動脈ステントを拡張して、冠動脈に圧着しているところです。バルーンで十分に拡張し、その後バルーンだけ萎ませて、バルーンカテーテルを引き抜きます。すると、冠動脈ステントが冠動脈の内側に圧着して残り、冠動脈を内側から支え、冠動脈が良好に拡張されます。

図18は冠動脈ステント留置後に、左冠動脈を左前斜位で造影した所見です。左前下行枝中間部の責任病変部は冠動脈ステントによって良好に拡張され、末梢まで良好に造影されています。この時点で、心電図のST上昇や患者さんの激しい胸痛は著しい改善を認めました。

図19は冠動脈ステント留置後に、左冠動脈を右前斜位で造影した最終造影の所見です。やはり、左前下行枝中間部の責任病変部は冠動脈ステントによって良好に拡張されているのがわかります。

心電図のST上昇や患者さんの激しい胸痛の改善を認め、手技を終了しました。

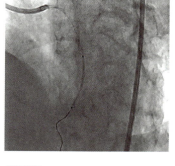

図16　冠動脈ステントの位置決め

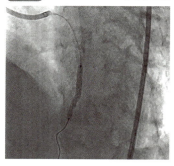

図17　冠動脈ステントの拡張、圧着

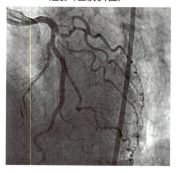

図18　冠動脈ステント留置後の造影（左前斜位）

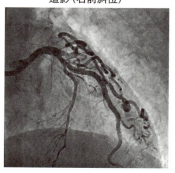

図19　冠動脈ステント留置後の造影（右前斜位）

・ドクターからコメント

　急性心筋梗塞の患者さんをみたら、速やかに診断を下し、速やかに治療に進め、速やかに再灌流療法を完遂することが救命の鍵となります。この一連の手技を滞りなく行うための第一歩として、心電図の診断は特に重要です。

症例 2 　V1-6誘導で ST上昇をみつけたら……（広範囲前壁急性心筋梗塞）

激しい胸痛で救急搬送されました。V1-6誘導にわたる広い範囲にST上昇がみられたら、広範囲前壁の急性心筋梗塞を疑います。

図20　広範囲前壁急性心筋梗塞

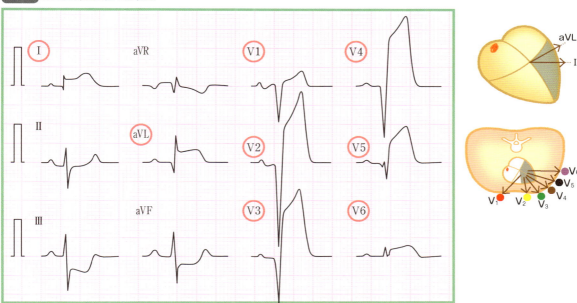

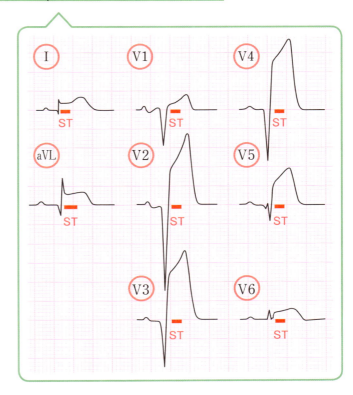

♥経過　激しい胸痛を自覚し、喘鳴・呼吸困難感も出現してきたため、救急搬送となりました。

♥心電図　洞調律で、Ⅰ、aVL、V1-6誘導にわたる広い範囲にST上昇を認めました（図20）。

♥判読のポイント　広範囲前壁の急性心筋梗塞と判読できます。Ⅱ、Ⅲ、aVF誘導のST低下は鏡像です。

♥検査と診断　心エコー図では、前壁から側壁にかけて広範囲に高度壁運動障害を認め、心機能は著しく低下していました。喘鳴・呼吸困難は心不全の併発によるものです。速やかに心臓カテーテル検査、治療を行い、救命することができました。

症例 3 Ⅱ・Ⅲ・aVF誘導で ST上昇をみつけたら……（急性下壁心筋梗塞）

急性下壁心筋梗塞なら、右側誘導V3R-6R誘導も記録して、右室梗塞の併発を確認しましょう。

図21 急性下壁心筋梗塞

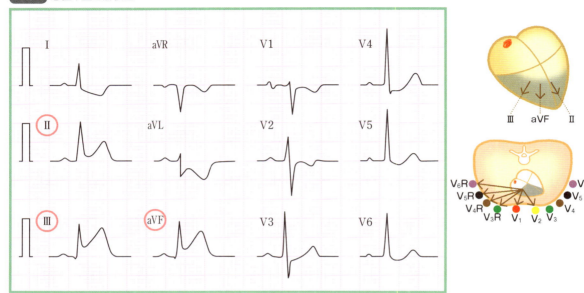

♥**経過**　1時間前からの激しい胸痛を主訴に救急搬送され、すぐに心電図を記録しました。

♥**心電図**　洞調律で、Ⅱ、Ⅲ、aVF誘導にST上昇、Ⅰ、aVL、V1-2誘導にST低下を認めました（図21）。

♥**判読のポイント**　Ⅱ、Ⅲ、aVF誘導は心臓の下壁をみる誘導であり、急性下壁心筋梗塞と判読しました。Ⅰ、aVL、V1-2誘導のST低下は、Ⅱ、Ⅲ、aVF誘導のST上昇の鏡像です。急性下壁心筋梗塞を疑ったときは、右側誘導V3R-6R（21ページ参照）を記録して右室梗塞の有無を評価しましょう（図22）。右側誘導V3R-6Rで、0.5mm以上のST上昇を認めたときは、右室梗塞を併発していると判読します。

♥**検査と治療**　心電図、心エコー図などから、急性下壁心筋梗塞（と急性右室梗塞の併発）と診断しました。下壁と右室領域を灌流しているのは右冠動脈のため、責任病変は右冠動脈の

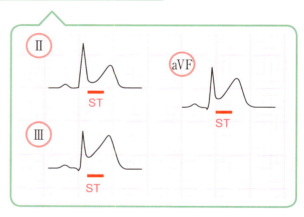

図22 右側誘導V3R-6Rの心電図

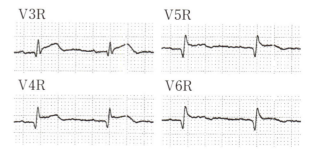

図23 右冠動脈　左前斜位	図24 責任病変にバルーン拡張	図25 バルーン拡張後の造影　再灌流
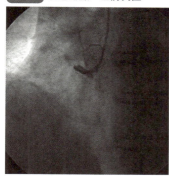	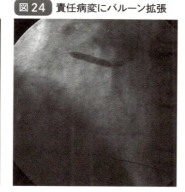	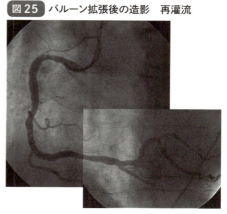

近位部と考え、すぐに心臓カテーテルによる冠動脈造影検査を行いました。

図23は、右冠動脈を左前斜位で造影した所見です。右冠動脈が近位部で完全閉塞しており、同部が責任病変の急性下壁心筋梗塞と確定診断しました。このため、引き続き再灌流療法として冠動脈インターベンション治療を行いました。

図24は、責任病変部に対し、血栓吸引後にバルーンで拡張しているところです。

図25は、バルーン拡張後の造影所見です。右冠動脈が末梢まできれいに造影され、再灌流に成功しました。心電図のST上昇や患者さんの激しい胸痛は、速やかに改善しました。

ステップアップ 急性下壁心筋梗塞に併発する右室梗塞に注意

Ⅱ、Ⅲ、aVF誘導にST上昇を認め、急性下壁心筋梗塞と判読したときは、右側誘導V3R-6Rも記録することが重要です。右側誘導V3R-6Rで、0.5mm以上のST上昇を認めたときは、急性右室梗塞を併発しています（図26）。

急性下壁心筋梗塞に急性右室梗塞を併発すると、左室下壁の壁運動低下による左室ポンプ力の低下と、右室の壁運動低下による右室ポンプ力の低下が併発するため、血圧低下や高度徐脈などが起こりやすく、より重篤な状態になってしまいます。

一般に右冠動脈の近位部から中間部は右室領域を灌流し、遠位部は左室の下壁領域を灌流しています（図26）。このため、遠位部側が閉塞した場合は急性下壁梗塞のみを発症し、近位部側が閉塞した場合は急性下壁梗塞に急性右室梗塞を併発します。

図26 右冠動脈の灌流領域

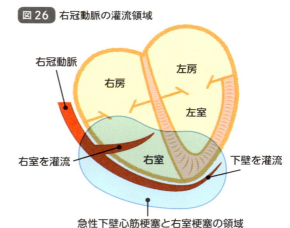

急性下壁心筋梗塞と右室梗塞の領域

〈右側誘導の電極をつける位置〉

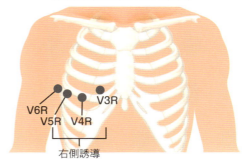

急性心筋梗塞（acute myocardial infarction：AMI）

冠動脈内の動脈硬化の一部に亀裂が生じ、プラーク破綻によって、急速に血栓ができる病態を急性冠症候群といい、冠動脈が完全に閉塞した場合を急性心筋梗塞（acute myocardial infarction：AMI）といいます。全体の約30％は命を落とす最も重篤な救急疾患のひとつで、速やかな診断と治療が救命の鍵となり、その第一歩が正しい心電図の判読です。AMIについて、マネージメントの概略を解説します。

● 問診

ニトログリセリンの舌下投与が効かない比較的広い範囲の激しい胸痛を自覚します。いつから、どこが、どのような痛みか、症状の性質を詳しく聴取しましょう。また冠危険因子（家族歴、喫煙歴、高血圧、脂質異常症、糖尿病）の有無や、既往歴、特に狭心症、心筋梗塞や消化管出血の治療歴、服薬歴等の聴取も重要です。

● 身体診察

患者さんが搬送されたら、速やかに身体所見、バイタルサインを確認し、特に心不全や心原性ショックの有無を評価します。胸部症状があり、頻脈、収縮期血圧の低下、肺野の湿性ラ音がある患者さんは、入院72時間以内の致死的合併症の発生率が高くなり、注意が必要です。

● 血液検査

AMIが発症すると、WBC、CPK（CK-MB）、GOT、LDHなどの血液検査項目が経時的に上昇します。WBCの上昇には特異性がありませんが、最も早期から上昇するため、超急性期の診断に役立ちます。CPKは発症後6〜8時間以内に上昇し、なかでもCK-MBはほぼ心筋のみから発現するため、診断の有力な手がかりとなります。

● AMIの心電図

胸痛と虚血領域に一致した誘導におけるST上昇や左右対称性のT波増高、異常Q波などの所見を認めます。

一般にST上昇を認める誘導が、
・V1-4誘導は前壁中隔
・V1-6誘導は広範囲前壁
・Ⅱ、Ⅲ、aVF誘導は下壁
・Ⅰ、aVL、V5-6誘導は側壁
のAMIです。

また梗塞部と180°反対側の誘導に、ちょうど梗塞部誘導のST上昇を鏡に映して逆にしたようなST低下の所見があらわれることがあり、鏡像（mirror image）といいます。通常、12誘導心電図でST上昇と鏡像のST低下を両方認めた場合は、ST上昇の所見を有意と考え、まずはAMIを疑います。この場合のST低下は、あくまでST上昇の鏡像による変化であり、狭心症のST低下とは異なります。

V5-6誘導の持続的なST低下は、左回旋枝が責任病変となる急性後側壁心筋梗塞の可能性があり、12誘導心電図に加えV7-9誘導といった背部誘導を記録して初めて、ST上昇の所見を認め、診断できることがあります。

また、12誘導心電図にはない右側誘導のV3R-6R誘導を記録し、0.5mm以上のST上昇があれば、急性右室心筋梗塞と診断できます。

新たに出現した右脚ブロックを伴うST上昇やaVR誘導でST上昇がある場合は、左主幹部病変や多枝病変の可能性があり、重症を示唆する特に重要な所見です。

● 治療や転送のタイミング

AMIは時間経過とともに心筋ダメージが大きくなるため、診断がつきしだい、速やかに初療を行い、続いて再灌流療法を行います。自施設で血行再建術などの再灌流療法ができない場合は、速やかにCCUがある専門施設へ搬送しましょう。

ST低下を読み取る

図27 ST低下の種類

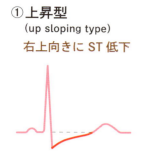
① 上昇型
(up sloping type)
右上向きにST低下

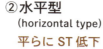
② 水平型
(horizontal type)
平らにST低下

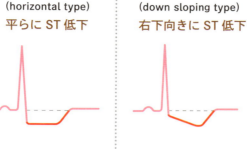
③ 下降型
(down sloping type)
右下向きにST低下

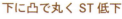
④ 盆状型
下に凸で丸くST低下

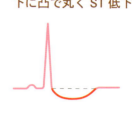

　労作性狭心症や不安定狭心症といった狭心症の患者さんが、胸痛などの<u>虚血発作</u>を起こしたとき、心電図では<u>ST部分が基線より低下</u>します。これを<u>ST低下</u>といいます。

ST低下の種類

　ST低下をきたす代表的な疾患を、表3に示します。なかでも<u>狭心症の発作時にみられるST低下</u>は、日常臨床の場でしばしば遭遇する重要な所見です。ST低下には、波形の特徴から**上昇型**、**水平型**、**下降型**、**盆状型**の4種類があります（図27）。このようなST低下の型もしっかり判読しましょう。なかでも<u>水平型や下降型</u>のST低下は、<u>狭心症の発作時</u>にあらわれやすく重要です（図27②、③）。また特徴的な**盆状型**のST低下は、<u>ジギタリスという薬の服</u>用効果としてあらわれます（図27④）。一方、症状のない上昇型のST低下（図27①）や軽度のST低下は、健常者でもみられます。

ST低下の読み方

　<u>労作性狭心症の虚血発作</u>は、おもに心内膜側に起こるため、心電図で<u>ST部分が低下</u>します（69ページ図1参照）。ただし、<u>虚血が改善して胸痛発作が消失すると、ST低下の所見もなくなり、ST部分は基線と同じ高さに戻ります</u>（図28）。

　一方、左室肥大（62、63ページ参照）や脚ブロック（54、55ページ参照）があって、もともとST部分が低下している場合があります。このようにST低下がもともとみられる場合は、狭心症を示すものではありません。

表3 ST低下をきたす代表的な疾患

- 狭心症の発作時
- 不整脈
- 心筋炎
- 肺塞栓症
- 過呼吸
- ジギタリス効果（盆状低下）
- 急性脳血管障害　など
- 左室肥大
- 心膜炎
- 心室内伝導障害
- 冷水飲水

図28 狭心症発作時のST低下

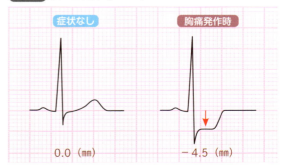

症状なし　0.0（mm）　　胸痛発作時　−4.5（mm）

症例 ① 水平型・下降型のST低下をみつけたら……（狭心症の発作時）

胸痛に伴い、水平型または下降型のST低下がみられたら、まずは狭心症の発作を疑います。

図29 狭心症の発作時

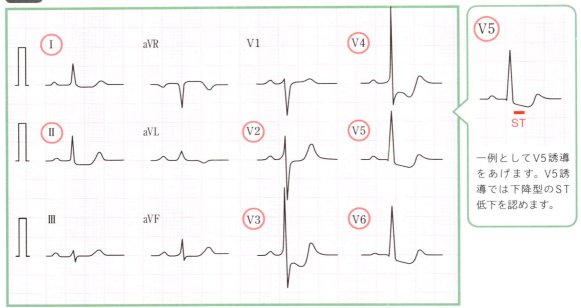

一例としてV5誘導をあげます。V5誘導では下降型のST低下を認めます。

♥**経過** 歩行時に胸痛を自覚し、症状の頻度や程度が悪化してきたため受診。入院後、歩行時に胸痛を自覚したため、速やかに心電図を記録しました。

♥**心電図** 洞調律で、I、II、V2-6誘導に<u>水平型</u>、<u>下降型のST低下</u>の所見を認めました（図29）。

♥**判読のポイント** ニトログリセリン舌下錠を投与し、症状は速やかに改善、<u>ST部分は基線に戻り</u>、<u>狭心症</u>と診断しました。

♥**検査と診断** 胸痛の原因として狭心症が強く疑われたため、すぐに心臓カテーテルによる冠動脈造影検査を行い、<u>左冠動脈の左前下行枝近位部に高度狭窄</u>を認めました。同部に<u>ステント治療</u>を行い、病変部は良好に拡張され手技を終了。その後は胸痛発作もなくなり、退院しました（図30）。

図30 狭心症の検査と治療

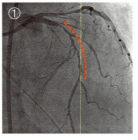
①左冠動脈造影。左前下行枝近位部から中間部に高度狭窄を認め、狭心症と診断。

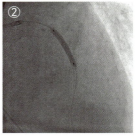
②同部にステント留置。

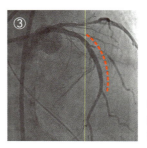
③ステント留置後の左冠動脈造影。狭窄部は良好に拡張されました。

狭心症の心電図診断

図31 胸痛発作時

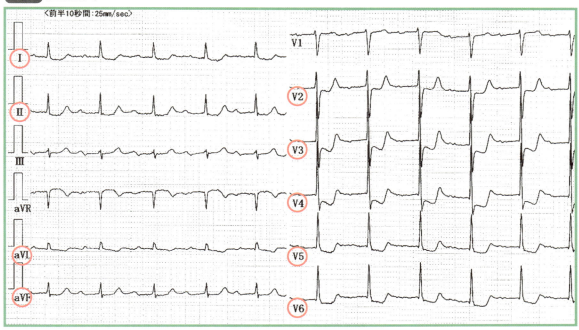

洞調律で、Ⅰ、Ⅱ、aVL、aVF、V2-6誘導に水平型・下降型のST低下を認めます。

　冠動脈の内腔が動脈硬化で狭くなり、労作時に胸痛などの虚血発作を認めるのが労作性狭心症です。安静のときは冠動脈が狭いながらも、必要充分量の血液が流れているので、特に胸痛などの虚血発作はありません。このため、心電図にも異常はあらわれません。ところが走ったり、階段を上ったり、重たい荷物を持って歩いたりした労作時には、心臓に負荷がかかります。すると、冠動脈が狭いために、心筋が要求する充分な血液が流れなくなり、心筋は血流不足、つまり虚血となって胸痛があらわれ、このとき心電図ではST低下を認めます。安静やニトログリセリンの舌下投与によって虚血が改善すると、症状は改善し、ST部分は基線に戻ります。
　一般にR波の高い誘導でST低下の所見があらわれやすいという性質があるため、QS波、異常Q波、ST上昇などの所見と異なり、ST低下の所見からは、虚血領域を診断することはできません。

　狭心症を診断するためには、発作時のST低下をみつけなければいけません。したがって、運動負荷試験を行って心臓に負荷をかけたり、胸痛を訴えたときに心電図を記録することが重要です（図31）。胸痛の患者さんに遭遇したら、ST低下の証拠を捕まえるために、すぐに正しくきれいな心電図を記録しましょう。

・ドクターからコメント

QS波、異常Q波、ST上昇などの所見と異なり、ST低下の所見からは、虚血領域を診断することはできません。

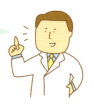

T波からわかること

心室興奮の回復をあらわしているのが、T波。正常のT波は、上りの傾きが緩やかで、下りの傾きが急な左右非対称です。左右対称や陰性T波は異常です。

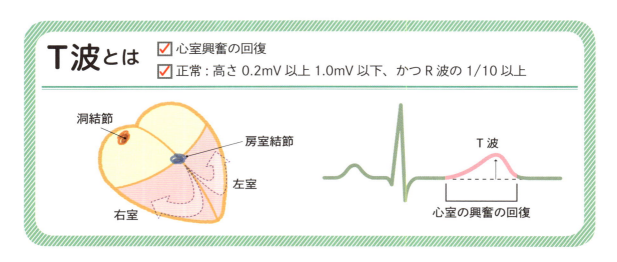

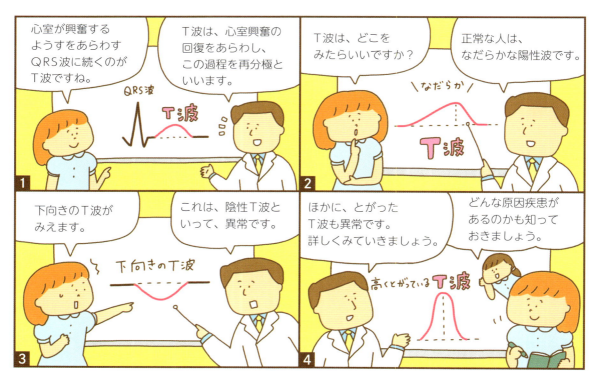

心室興奮の回復をあらわすT波

　QRS波の後ろに続くなだらかな山がT波です。T波は心室興奮の回復をあらわす波形で、この過程を再分極といいます。T波は心室筋の電気現象を反映しやすい波形であり、T波の変化は心筋障害や心室筋の電気的な安定性を判定するときに有用です。正常なT波は、Ⅲ、aVR、V1誘導を除くすべての誘導で、なだらかな上向きの陽性波で、上行脚という上りの傾きが、下行脚という下りの傾きよりも緩やかで、左右非対称の形をしています（図1）。

　乳幼児はV1-4誘導で陰性T波を認めるのが正常で、成長とともに陽性化します。また、健康な成人女性でV1-2誘導に陰性T波を認めることもあります（88ページ図3参照）。

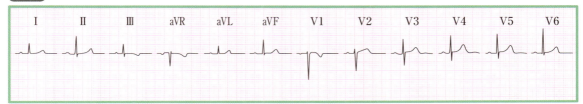

図1　正常なT波の形

異常なT波を読み取る

　Ⅲ誘導、aVR誘導、V1誘導以外の誘導で下向きの陰性T波を認めた場合は、異常です。平たく低いT波は健常者にもみられますが、虚血や心筋症などの原因が隠れていることもあります。また、上りと下りの傾きが同じ対称性T波は、陽性でも陰性でも異常です。下向きで深い巨大陰性T波、高くとがった尖鋭T波、上向き・下向きや下向き・上向きの二相性T波なども異常です（図2）。実臨床では、T波の変化が最も多くみられます。症状や身体診察、心エコー図などの検査とあわせて注意深く観察し、その臨床背景を探ります。

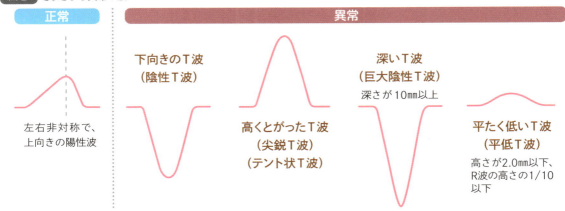

図2　さまざまな異常T波

表1 異常T波をきたす原因

陰性T波、平低T波をみつけたら……	尖鋭T波をみつけたら……
・健常者にみられる非特異的変化 ・心室肥大 ・虚血性心疾患 ・急性肺塞栓症 ・肥大型心筋症（特に心尖部肥大型心筋症） ・たこつぼ心筋症 ・QT延長 ・低カリウム血症 ・脳血管障害（特に急性期） ・ペースメーカ植え込み後 ・伝導障害による二次性ST-T変化（右脚ブロックのV1-4誘導、左脚ブロックのV5-6誘導など）	・早期再分極 ・急性心筋梗塞の超急性期 ・高カリウム血症 ・伝導障害による二次性ST-T変化（左脚ブロックのV1-4誘導など） ・心室肥大（特に左室容量負荷） ・脳血管障害（特に急性期）

異常T波の原因はいろいろありますが（表1）、なかでも重要なのが**陰性T波**です（表2）。

陰性T波に加えてST変化があるときは、まずは<u>虚血性心疾患</u>の可能性を考え、<u>ST部分が上昇していれば**急性心筋梗塞**</u>、<u>ST部分が低下していれば**狭心症発作**</u>を疑います。

また、特徴的な**巨大陰性T波**は、一般に**心尖部肥大型心筋症**のときにみられますが、しばしば心筋梗塞の<u>冠性T波</u>や<u>たこつぼ心筋症</u>（96ページ参照）、<u>脳血管障害</u>のときにもあらわれます。

心電図の陰性T波だけで正確に診断するのは難しいので、QRS波やST部分といったほかの心電図所見や、心エコー図などの検査とあわせて総合的に診断します。

表2 陰性T波の特徴

- Ⅰ、Ⅱ、V3-6誘導における陰性T波は異常
- 左右対称性のT波は陽性でも陰性でも異常
- 陰性T波に加え、ST変化があるときは、特に虚血性心疾患を疑う
- 正常若年者や女性では、V1-2誘導で陰性T波のことがある（図3）
- 陰性T波の深さが10mm（1.0mV）以上を巨大陰性T波という

図3 健康女性にみられたV2誘導の陰性T波

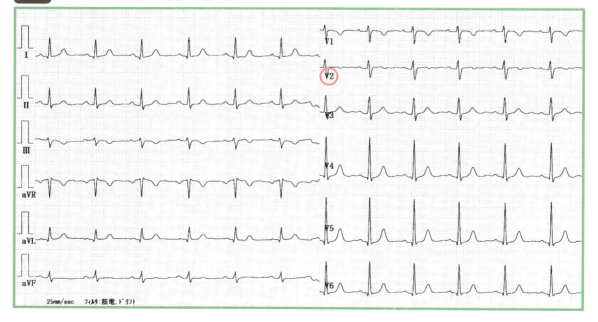

症例 1　下向きのT波をみつけたら……① (虚血性心疾患)

冠動脈の支配領域に一致した陰性T波を認めたときは、虚血性心疾患を疑います。左右対称性の冠性T波を見逃さないようにしましょう。

図4　虚血性心疾患

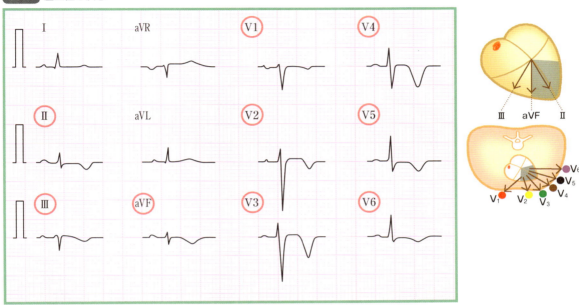

♥心電図　洞調律で、Ⅱ、Ⅲ、aVF、V1-6誘導に陰性T波を認めます (図4)。

♥判読のポイント　陰性T波は下りと上りの傾きがほぼ等しい左右対称性です。冠動脈の走行には個人差がありますが、特に大きい左前下行枝の場合は、前側壁を灌流し、心尖部をぐるりと回り下壁まで灌流しています。このような左前下行枝が責任病変のときは、心電図でV1-6誘導に加え、Ⅱ、Ⅲ、aVF誘導にも虚血による変化があらわれます。冠動脈の支配領域に一致した左右対称性の陰性T波を冠性T波といい、本症例は大きな左前下行枝が責任病変の心筋梗塞でした。

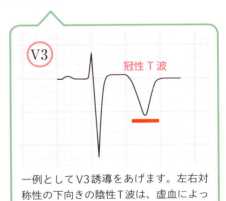

一例としてV3誘導をあげます。左右対称性の下向きの陰性T波は、虚血によってあらわれます。

冠性T波

急性心筋梗塞を発症すると心電図は経時的に変化します。まずT波が増高し、次いでST上昇、Q波が出現し、その後、図4の心電図のようにT波が陰性化します。

虚血による陰性T波は左右対称性のことが多く、このようなT波を冠性T波といいます。一般に、虚血の時間が長く、程度が強いほど、冠性T波があらわれます。ST変化やQS波、異常Q波などの所見に加え、冠動脈の支配領域に一致した冠性T波を認めた場合は、急性心筋梗塞発症後の経時変化や重症心筋虚血などを疑います。

症例 2 （V1-3誘導で）下向きのT波をみつけたら……② （急性肺塞栓症）

呼吸困難と短い失神で救急搬送されました。V1-3誘導の陰性T波に注目しましょう。虚血性心疾患との鑑別が重要です。

図5 急性肺塞栓症

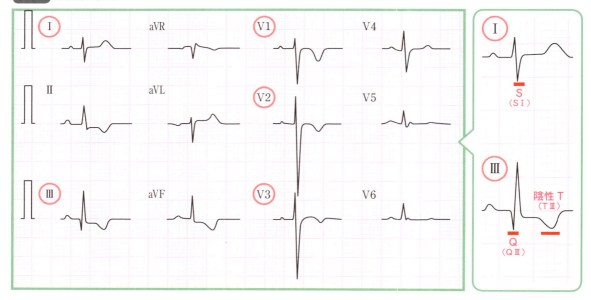

♡心電図 洞調律で、右側胸部誘導のV1-3誘導に、陰性T波を認めました（図5）。

♡判読のポイント ほかにⅠ誘導のS波、Ⅲ誘導のQ波と陰性T波の所見があり、いわゆるSⅠQⅢTⅢを認めます。

♡検査と診断 造影CTを撮影し（図6）、急性肺塞栓症と診断できました。

図6 急性肺塞栓症の造影CT

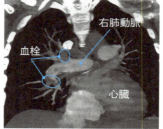
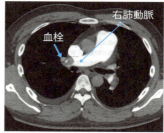

血栓による右肺動脈の閉塞を認め、急性肺塞栓症と診断しました。

　何らかの塞栓子が経静脈的に右心を通過し、肺動脈を閉塞して発症するのが**急性肺塞栓症**です。発症すると、突然の呼吸困難や胸痛、ときに短い失神などの症状を認め、約10％は致死性で、そのほとんどは発症から24時間以内に死亡します。診断の第一歩として心電図が特に重要です。心電図では右側胸部誘導V1-3誘導、ときにV4誘導にかけて下向きの陰性T波を認めます。従来から急性肺塞栓症の心電図変化として、SⅠQⅢTⅢというのが有名です。S

ⅠQⅢTⅢとは、Ⅰ誘導にS波、Ⅲ誘導にQ波と陰性T波があらわれるという心電図所見の特徴で、右心負荷をあらわしています。

　実際のところ、SⅠQⅢTⅢがあらわれるのは、全体のわずか20％ほどで、ほかには右軸偏位や高くとがったP波、胸部誘導の時計方向回転、頻脈、QT延長などの所見を認めます。なかでも、右側胸部誘導の陰性T波は、最もわかりやすく感度の高い所見であり、急性肺塞栓症の診断の手がかりとして重要です。

似ている異常波形の鑑別 ① 急性肺塞栓症と虚血性心疾患

　胸痛で搬送された患者さんの心電図を記録し、<u>胸部誘導のV1-4誘導に下向きの陰性T波を認めたときは、急性肺塞栓症と前壁の虚血性変化との鑑別が重要です。</u>

　まず、<u>胸部誘導の陰性T波の深さに着目します。V3あるいはV4誘導よりも、V1誘導のほうが深く、さらにSⅠQⅢTⅢや、胸部誘導で時計方向回転を認めれば、**急性肺塞栓症**が強く疑われます</u>（図8）。一方、<u>V1-4誘導に向かって下向きの陰性T波が徐々に深くなるときや、側壁の誘導を示すⅠ、aVL誘導などでもST変化や陰性T波を認めるときは、**前壁の虚血性変化**</u>が疑われます（図9）。

　冠動脈のなかでも前壁領域は左前下行枝が灌流しています（図7）。左前下行枝は対角枝という側壁方向の側枝を分岐しているため、この分

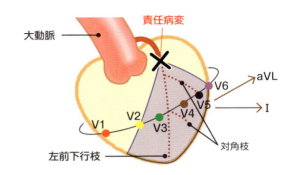

図7　左前下行枝の灌流領域と心電図変化

岐より近部位に責任病変があるときは、V1-4誘導といった前胸部誘導に加え、側壁を示すⅠ、aVL誘導、ときにV5-6誘導にも虚血性変化があらわれます。このような陰性T波の所見に加え、さらにQS波や異常Q波があるときは、虚血による変化がより強く疑われます。

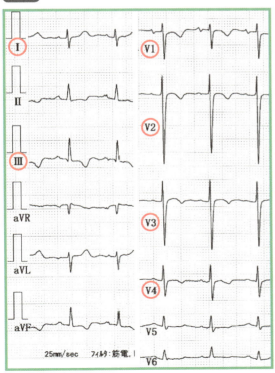

図8　急性肺塞栓症の陰性T波

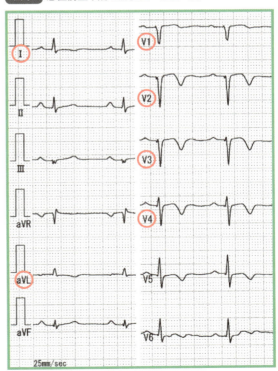

図9　急性前壁中隔心筋梗塞の陰性T波

症例 ③ 〈V3-6誘導で〉
高いR波と巨大な下向きのT波をみつけたら……（心尖部肥大型心筋症）

 健康診断で心電図異常を指摘され受診。特にV3-6誘導で、高いR波と巨大な下向きの陰性T波がみられます。

図10 心尖部肥大型心筋症

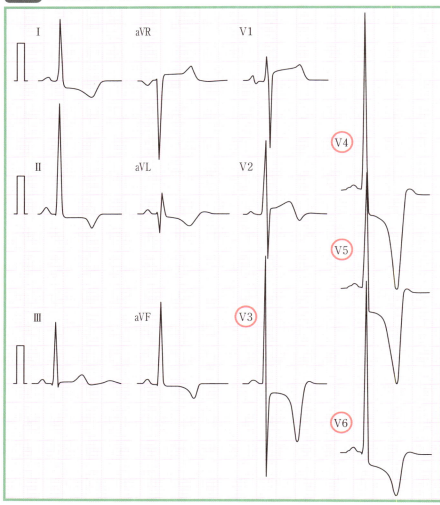

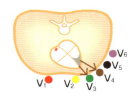

図11
心尖部肥大型心筋症の
心臓MRI

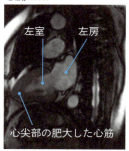

左室　左房

心尖部の肥大した心筋

♡**心電図**　Ⅰ、Ⅱ、aVF、V5誘導でP波が陽性で、洞調律です。続いてQRS波をみると、特に胸部誘導のV3-6誘導でR波の著しい増高を認め、同じ誘導でT波は10mm以上に深く陰転し、巨大陰性T波の所見を認めました（図10）。

♡**判読のポイント**　V3-6誘導で高いR波と巨大陰性T波を認めたときは、心尖部肥大型心筋症です。特にV3-4誘導は心尖部をみている誘導で、高いR波は心尖部の肥大を示しています。

♡**検査と診断**　心電図の特徴と心エコー図、心臓MRI（図11）で心尖部肥大型心筋症と診断されました。

肥大型心筋症とは？

心肥大を起こす原因となる高血圧や弁膜症などの病気がないにもかかわらず、心筋の異常によって著しい心室の肥大がおこる病気を肥大型心筋症といいます。多くは左室の心筋が病的に肥大し、左室の拡張障害を生じます。

【原因】 約半数が心筋収縮に関連したサルコメア遺伝子異常による常染色体性優性遺伝の家族性で、残りの半数は原因不明です。

【分類】 心肥大の部位や程度は通常その分布が不均一で、なかでも左室から血液が出ていくところ（左室流出路）が収縮期に狭くなり、血液を全身に十分に拍出できなくなる場合を閉塞性肥大型心筋症といいます。また、日本人に多く、特に心尖部が肥大する場合を心尖部肥大型心筋症といい、家族内発症はまれで、一般に予後は良好です。肥大型心筋症の約5〜10％は、経過とともに徐々に心室が大きく拡張して、収縮力が著しく低下してしまうことがあり、このような場合を拡張相肥大型心筋症といいます。拡張相肥大型心筋症に移行してしまうと、心機能低下のために呼吸困難があらわれたり、心不全増悪を繰り返し、予後は不良です。

【症状】 不整脈に伴う動悸やめまい、運動時の呼吸困難・胸の圧迫感などの症状があらわれますが、無症状のことも少なくありません。また、命にかかわる危険な不整脈があらわれたり、運動時や運動直後に左室流出路の狭窄が悪化し、全身に血液が十分に拍出できなくなって失神をきたす場合もあります。

このため、肥大型心筋症の患者さんは、競技性の高い運動は原則禁止です。なかでも閉塞性肥大型心筋症では、運動時や運動直後に左室流出路狭窄の悪化によって、失神だけでなく、ときに突然死をきたすこともあり、特に注意が必要です。

【心電図】 肥大型心筋症の心電図は、きわめて多彩な変化を示します。一般的に心室中隔の肥大がある場合は、V1-2誘導といった右側胸部誘導で高いR波、Ⅰ、aVL、V5-6誘導といった左側誘導で異常Q波のような非常に深い中隔性Q波やST低下の所見を認めます。また日本人に多いとされる心尖部肥大型心筋症では、心尖部を示すV3-4誘導を中心に、高いR波と巨大陰性T波を認め、さらに肥大が下壁領域にもおよぶ場合はⅡ、Ⅲ、aVF誘導にも陰性T波を認めます。P波はⅡ、Ⅲ、aVF誘導でしばしば幅広のふたこぶで、V1-2誘導では二相性を示し、左房負荷の所見を認めます。

肥大した心筋が変性、線維化すると、高いR波や巨大陰性T波の所見が目立たなくなり、また、後述の拡張相肥大型心筋症へと移行し、悪化すると、R波の減高や新たな異常Q波があらわれます。

【治療】 治療は、心室を広がりやすくする目的で、β遮断薬やカルシウム拮抗薬が有効です。また心房細動（136ページ参照）を併発すると、心不全増悪や脳梗塞をはじめとする塞栓症の危険性が高まるので、不整脈を抑える薬や抗凝固療法を行います。さらに拡張相肥大型心筋症では血管拡張薬や利尿薬といった心不全治療を行い、突然死の原因となる危険な不整脈に対しては抗不整脈薬や植込み型除細動器（ICD）の治療を行います。このほか、著しい左室流出路狭窄に対して、エタノールを注入して心筋に壊死をつくるカテーテル治療（経皮的中隔心筋焼灼術 percutaneous transluminal septal myocardial ablation:PTSMA）や厚くなった心筋を外科的に切除するやり方もあります。

【経過】 一般的な経過は良好で、まったく無症状のまま人生をまっとうできる患者さんも少なくありません。しかし、基本的に激しい運動は避けたほうがよいでしょう。死因は若年者で突

然死、特に運動中の突然死が多く、中高齢者では心不全や、心房細動によって生じた血栓による塞栓症が多くあげられます。左室が拡大し、高度の左室収縮力低下をきたす拡張相肥大型心筋症へと移行することもあり、専門医への定期的な受診が重要です（表3）。

表3　肥大型心筋症の予後不良因子

- 致死性不整脈
- 失神・心停止の既往
- 肥大型心筋症による突然死、または心不全の家族歴
- 40歳未満を対象にした運動負荷に伴う血圧低下（血圧上昇25mmHg未満）（運動負荷は原則禁忌のため注意）
- 著しい左室肥大（最大壁厚≧30mm）
- 左室流出路の圧較差が50mmHg以上
- 遺伝子診断による予後不良の変異
- 拡張相への移行

心エコー図やMRIで、肥大型心筋症をみてみよう

　左室肥大を認めた場合、まずは全周性なのか？　局所的なのか？　を判定します。全周性の肥大の場合は、高血圧や弁膜症などの疾患によってあらわれる左室肥大（61ページ参照）を考えます。

　一方、局所的な肥大を認める場合は、肥大型心筋症を考えます。特に、心エコー検査を行って心室中隔に局所的な肥大を認めた場合、心室中隔の肥大した壁厚が、対側にあたる後壁の壁厚に対し、拡張期で1.3倍以上あれば、これを非対称性中隔肥大（asymmetric septal hypertrophy：ASH）といい、肥大型心筋症と診断できます（図13）。正常な心エコー図（図12）と比べると、心室中隔の局所的な肥大があり、この所見が拡張期の心室中隔壁厚/後壁厚≧1.3の基準をみたす非対称性中隔肥大であったため、肥大型心筋症と診断されました（図14）。

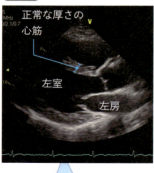

図12　正常な心臓の心エコー図

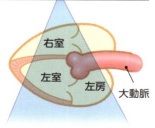

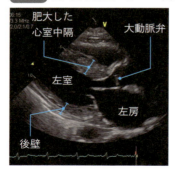

図13　肥大型心筋症の心エコー図

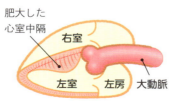

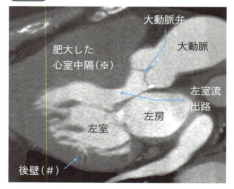

図14　閉塞性肥大型心筋症の心臓MRI

心室中隔壁厚（※）/後壁厚（#）≧1.3の基準をみたす非対称性中隔肥大の所見がはっきりわかり、肥大型心筋症と診断できます。さらに詳しくみると、心室中隔の一部が著しく肥大し、左室流出路が狭窄した閉塞性肥大型心筋症とわかります。

症例 4 （V4-6誘導を中心に）
巨大な下向きのT波をみつけたら……（たこつぼ心筋症）

けんかや災害などのストレスによって、突然胸痛や息苦しさなどがあらわれ、V4-6誘導を中心に、巨大陰性T波がみられたら、たこつぼ心筋症です。

図15 発症24時間後のたこつぼ心筋症

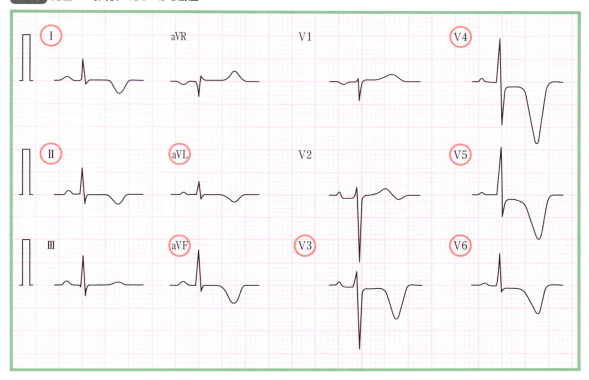

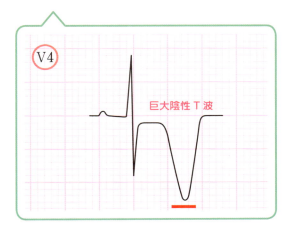

♥**心電図** 洞調律で、Ⅰ、Ⅱ、aVL、aVF、V3-6誘導と広い範囲の誘導に陰性T波を認めます。なかでもV4-6誘導を中心に、巨大陰性T波を認めたら（図15）、たこつぼ心筋症を疑います。

♥**判読のポイント** 本症例はたこつぼ心筋症でした。たこつぼ心筋症の心電図は経時的に変化します。まず急性期は広範な誘導でST上昇を認め、48時間以内におもにV4-6誘導に下向きの陰性T波があらわれ、徐々に深くなり、その後QT延長を伴う巨大陰性T波へと変化、数週間以内に正常化します。左室心尖部が無収縮となり、左室が収縮したときに、まるで「たこつぼ」のような形を呈するため、これをたこつぼ心筋症といいます（96ページ参照）。

たこつぼ心筋症（takotsubo cardiomyopathy）とは？

【原因・症状】 けんかや災害など精神的なストレスにより突然の胸痛、胸苦しさ、息苦しさなどを発症します。男女比は1：7で、高齢の女性に多く、本邦でも大規模災害の被災地などで著しい発症の増加が確認されました。原因として、交感神経緊張・冠動脈の多枝攣縮、微小血管攣縮などが考えられていますが、正確な成因はいまだ不明です。

【検査】 心エコー図でたこつぼ型の左室収縮異常を認めます。また、症状や心電図変化（図17）から、しばしば急性心筋梗塞を除外するために心臓カテーテルによる冠動脈造影検査を行いますが、たこつぼ心筋症では冠動脈に有意狭窄は認めず、左室造影検査を行うとたこつぼ型の壁運動異常を認めます（図16）。

【経過】 この特徴的なたこつぼ型の左室収縮異常は、冠動脈の走行と一致せず、通常は数週間以内に正常化します。一般に予後良好で、自然に軽快、治癒することが多いのですが、ときに急性心不全や心原性ショック、心尖部血栓を形成することもあり、注意が必要です。

図16 たこつぼ心筋症の左室造影

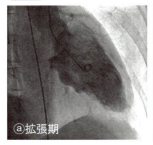
ⓐ拡張期

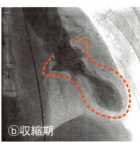
ⓑ収縮期

右前斜位30度で撮影したたこつぼ心筋症の左室造影の所見です。ⓐは左室が拡張したときで、ⓑが収縮したときです。左室が収縮したときに、左室心尖部が無収縮となり、特徴的なたこつぼ型の壁運動異常を認めます。冠動脈に有意狭窄はなく、たこつぼ心筋症と診断しました。

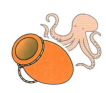

図17 たこつぼ心筋症

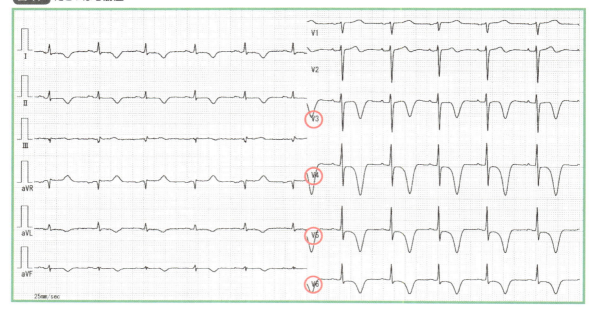

似ている異常波形の鑑別 ②

急性前壁中隔心筋梗塞と心尖部肥大型心筋症とたこつぼ心筋症

　簡単な鑑別ポイントとして、**急性前壁中隔心筋梗塞**ではおもにV1-4誘導にかけてST上昇や冠性T波を認めますが（図18）、**たこつぼ心筋症**では、おもにV3やV4-5誘導などを中心に、V6誘導にかけてQT延長を伴う巨大陰性T波があらわれます（図17）。また、V3-4誘導を中心に巨大陰性T波を認めることが多い**心尖部肥大型心筋症**は、これらの誘導で心筋肥大によって生じる著しく高いR波を伴うため（図19）、これらを鑑別することができます。

図18　急性前壁中隔心筋梗塞

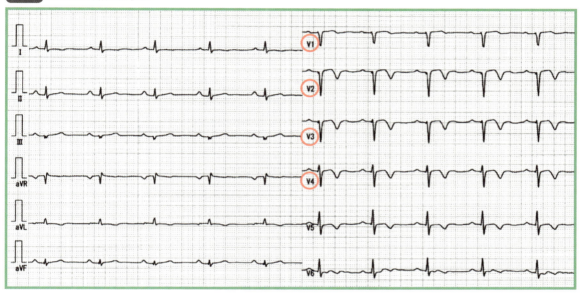

図19　心尖部肥大型心筋症

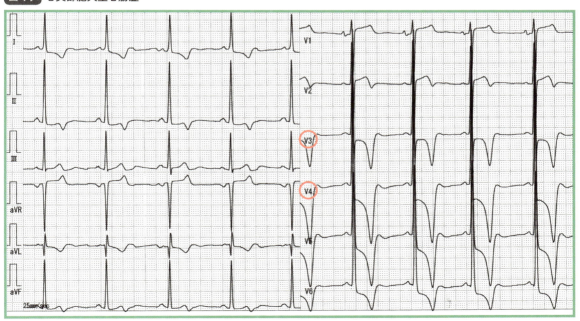

症例 5 （V1-4 誘導で）下向きのT波をみつけたら……（低カリウム血症）

おもに V1-4 誘導で、陰性 T 波とそれに続く異常な上向きの陽性 U 波、QT（または QU）間隔の延長がみられたら、低カリウム血症です。

図20 低カリウム血症（2.1mEq/L）

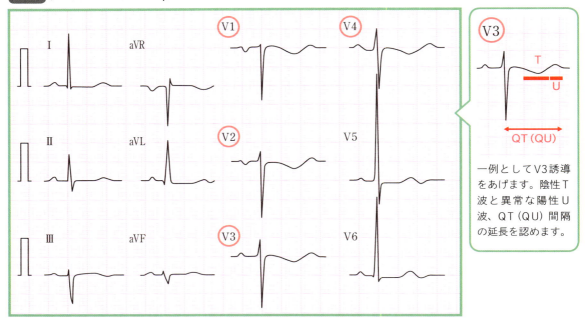

一例としてV3誘導をあげます。陰性T波と異常な陽性U波、QT（QU）間隔の延長を認めます。

♡**経過** 手足の脱力感のため受診。腰痛、下肢痛のため甘草を含む漢方薬を内服していました。血清カリウム値は2.1mEq/Lと、低カリウム血症を認めました。

♡**心電図** 洞調律で、おもにV1-4誘導で陰性T波と、続く異常に目立つ陽性U波、QT（またはQU）間隔の延長がみられ、低カリウム血症と診断しました（図20）。甘草を含む漢方薬が原因でした。

♡**判読のポイント** T波とU波がはっきり識別できず、QT間隔が正確に計測できないときは、QU間隔として評価します。

低カリウム血症

血清カリウム値が3.5mEq/L以下に低下した場合を低カリウム血症といい、特に3.0mEq/L未満になると心筋の再分極過程が延長し、心電図に異常があらわれます。下向きの陰性T波や平低T波と、それに続く異常に目立つ陽性U波、QT（またはQU）間隔の延長を認めます（図20）。カリウム値が低くなるほどT波は小さくなり、U波が増高します。

実臨床では、低カリウム血症は利尿剤や慢性肝炎に対するグリチルリチン、漢方薬に含まれる甘草などによる薬剤性、二次性高血圧をきたす原発性アルドステロン症、感染性胃腸炎や過敏性腸症候群による下痢や嘔吐などで認め、四肢の脱力や易疲労感などがあらわれます。

著しい低カリウム血症は、心室頻拍（150ページ参照）や心室細動（155ページ参照）のような命にかかわる危険な不整脈が起きやすくなり、特に注意が必要です。

症例 6 （V1-4誘導で）高くとがった幅の狭いT波をみつけたら……（高カリウム血症）

おもにV1-4誘導で、高くとがった幅の狭い上向きのT波がみられたら、高カリウム血症です。

図21 高カリウム血症（6.2mEq/L）

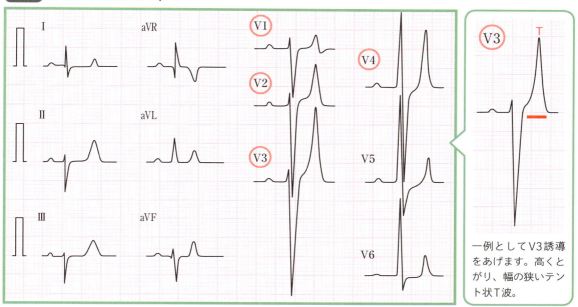

一例としてV3誘導をあげます。高くとがり、幅の狭いテント状T波。

♥**経過** 慢性腎臓病で加療中、嘔気で受診。

♥**心電図** 洞調律でaVRを除くすべての誘導でT波の幅が狭く、とがっています（図21）。

♥**判読のポイント** 幅が狭く、高くとがったT波をテント状T波といい、特にV1-4誘導でわかりやすく、高カリウム血症であらわれる特徴的な所見です。血清カリウム6.2mEq/Lでした。

表4 高カリウム血症と心電図変化の特徴

血清カリウム値 （mEq/L）	波形の特徴など
3.5～4.5	正常
4.5～6.5	徐脈、テント状T波
6.5～8.0	P波が減高し、T波が尖鋭化
8.0～12.0	P波の消失、QRS波の幅の延長、S波からT波の頂点までの波形が直線化

高カリウム血症

血清カリウム値が5.5mEq/L以上を**高カリウム血症**といいます。腎不全や外傷、熱傷などによって生じ、悪心や嘔吐、しびれ、知覚過敏などの症状があらわれます。特に血清カリウム値が7.0mEq/Lを超えると、心室細動（155ページ参照）などの命にかかわる不整脈があらわれ、心停止の危険が生じます。

心電図では、再分極が速くなるため、T波の幅が狭くなって高くとがります。このような高カリウム血症のときに描かれる特徴的なT波を**テント状T波**といいます（図21）。

血清カリウム値が高くなるほどテント状T波はより高くとがり、次第にQRS波の幅も広がって、P波が消失します（表4）。

U波からわかること

T波の後にあらわれる小さな山がU波。U波はみえないこともありますが、みつけたときは詳しく判読してみましょう。

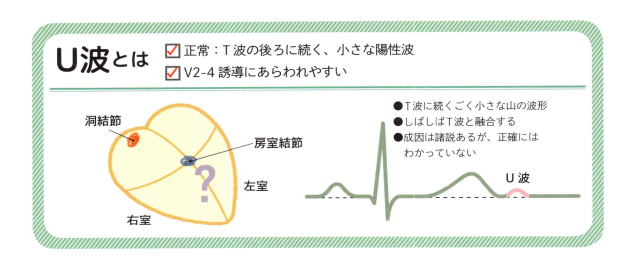

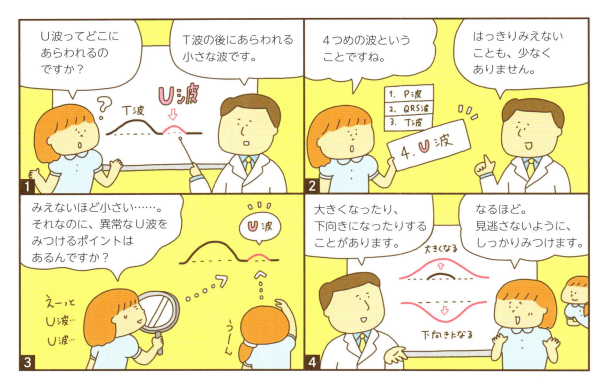

正常U波と異常U波

　正常なU波は、T波の後ろに続く小さな陽性波で、V2-4誘導で認めやすく、肢誘導ではあまり目立たず、すべての誘導でみえないことも少なくありません。一般的にU波の出現率は加齢とともに低下し、波形の高さも小さくなります。通常、U波の高さはT波の高さと関係しており、T波の約5〜25%の高さで、2.0mmを超えません。高さが2.0mm以上、あるいはT波よりも高い陽性U波、aVR誘導以外で陰性U波を認めるときは異常です。異常陽性U波はV1-3誘導、陰性U波はV4-6誘導にあらわれやすく、注意深く判読する必要があります。U波の成り立ちには諸説ありますが、正確にはいまだ不明で、一定の見解は得られていません。

下向きのU波を読み取る

　下向きの陰性U波には注意が必要です。aVR誘導以外の誘導で陰性U波の所見を認めたときは、異常です（図1）。たとえ二相性U波であっても、U波の一部が陰性であれば、陰性U波とみなし、異常と判読します。陰性U波は虚血性心疾患や大動脈弁閉鎖不全症などの弁膜症、高血圧、心筋症など、さまざまな疾患であらわれます（表1）。なかでも虚血性心疾患の場合は、冠動脈の高度狭窄や近位部狭窄といった重症例が多く、特に注意が必要です。また、高血圧では、全体の約30%に陰性U波を認め、特にV5-6誘導などのR波が高く、ST-T変化を伴う左側胸部誘導にみられます。このような高血圧の陰性U波は、降圧治療がうまくいくと、改善・消失することもあります。陰性U波は小さな変化ではありますが、きわめて重要な異常所見です。

表1　異常U波をきたす原因

異常陽性U波	・QT延長 ・心筋虚血（おもにV1-3誘導） ・低カリウム血症 ・脳血管障害 ・高度徐脈 ・低体温 ・薬剤性（抗不整脈薬、向精神薬など）
陰性U波	・高血圧 ・左室肥大（おもにV5-6誘導） ・心筋虚血（おもにV4-6誘導） ・心筋症 ・甲状腺機能亢進症 ・薬剤性

図1　陰性U波

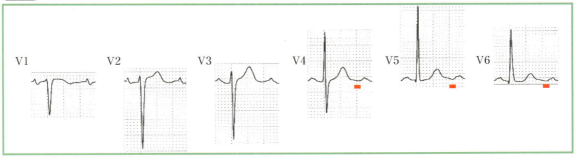

症例 1　V2-6 誘導で　下向きのU波をみつけたら……（重症狭心症）

もともと歩行時に胸痛を自覚しており、最近になって安静時にも胸痛を自覚するようになったため、受診しました。

図2 不安定狭心症（非発作時）

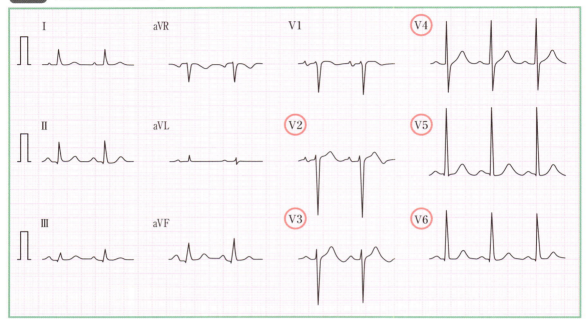

♡心電図　I、II、aVF、V5誘導で、P波は陽性、各心拍で同じ形のP波のため、洞調律です。PQ間隔は5mm以内で正常。QRS波にQS波や異常Q波は認めません。目立ったST上昇やST低下もありません。T波も陰性T波や巨大陰性T波などの異常は認めません。QT間隔もQTc0.45秒とQT延長はありません。次にU波を探します。すると、V2-6誘導、特にV5-6誘導で、T波の終わりに続いて、小さな陰性部分があり、陰性U波の所見を認めました（図2）。

♡検査と診断　症状から不安定狭心症が疑われ、安静時心電図で陰性U波を認めたため、次に運動負荷試験などは行わず、すぐに入院とし、心臓カテーテルによる冠動脈造影検査を行いました。
　図3は左冠動脈を左前斜位・足側で造影した所見です。まるでクモが脚を広げているように冠動脈がみえ、別名スパイダービューといい、中央にみえる左主幹部から、向かって左側に分岐する左前

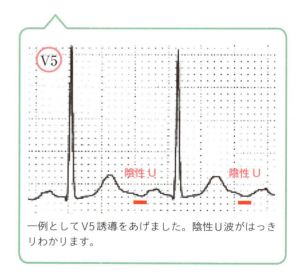
一例としてV5誘導をあげました。陰性U波がはっきりわかります。

下行枝と右側に分岐する左回旋枝が観察できます。
　そして、左主幹部から左前下行枝がちょうど分岐するところに、99％狭窄の病変（赤矢印）を認め、左前下行枝近位部の高度狭窄による不安定狭心症と診断できました。

♡治療 血行再建術として冠動脈インターベンション治療を行いました。

左主幹部から左前下行枝にかけて冠動脈ステントを留置し（図4）、続けて2つのバルーンを用いて後拡張を行いました（図5）。左前下行枝側のみを拡張すると、プラークが左回旋枝側に移動してしまうことがあるため、左主幹部から左前下行枝と左回旋枝にかけて、2つのバルーンで同時に拡張しています。

図6は最終造影の所見です。<u>責任病変は、冠動脈ステントによって良好に拡張</u>され、手技を終了しました。その後は症状も消失し、元気に退院されました。

【心臓カテーテルによる冠動脈造影検査と治療】

図3 左前斜位・足側で造影した左冠動脈

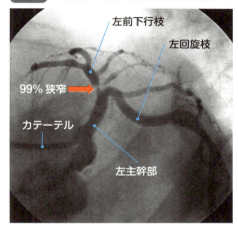

図4 左主幹部から左前下行枝にかけて冠動脈ステントを留置

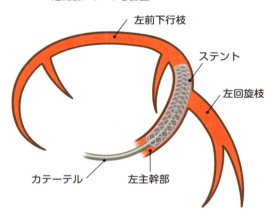

図5 2つのバルーンで同時に拡張

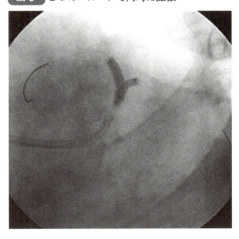

図6 最終造影

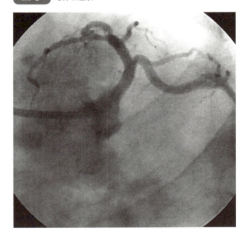

症例❷ 運動負荷試験で下向きのU波があらわれたら……（重症狭心症）

軽労作時の胸痛の精査目的で受診。運動負荷試験を行ったときのV1-6誘導の実際の心電図です。

図7 運動負荷試験（安静時と運動負荷時）のV1-6誘導

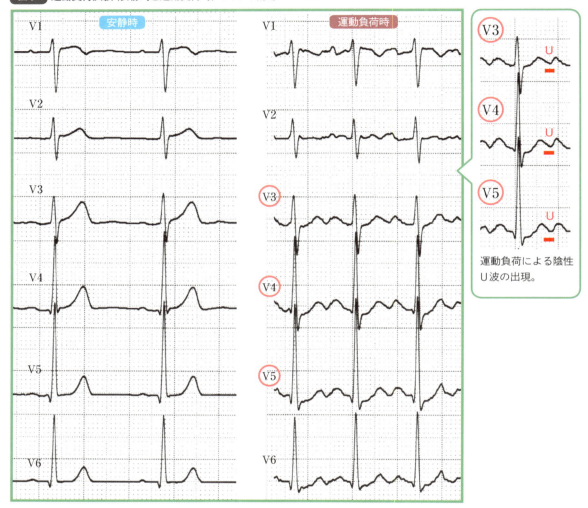

運動負荷による陰性U波の出現。

♡経過 軽労作時の胸痛の精査目的で受診。

♡心電図 運動負荷試験を行ったところ、V3-5誘導に陰性U波が出現しました（図7右）。

♡検査と診断 冠動脈造影検査を行い、左前下行枝近位部に高度狭窄を認め、狭心症の重症例と診断できました。

♡判読のポイント 運動時や胸痛時に陰性U波が出現する場合は、虚血性心疾患が強く疑われます。一般に運動負荷による陰性U波の出現は、特に高度狭窄や近位部狭窄などの重症例に多くみられ、しばしばST変化を伴わずにあらわれます。なかでも冠動脈の左前下行枝が責任病変の前壁虚血のときはV4-5誘導に陰性U波があらわれやすく、左回旋枝が責任病変の後壁虚血のときは右側胸部誘導V1-3に異常陽性U波があらわれやすいため、見逃さないように注意深く判読しましょう。

目立つ上向きのU波を読み取る

　U波の高さが2.0mm以上、またはT波よりも高いときは、**異常陽性U波**です。異常陽性U波はQT延長や心筋虚血、低カリウム血症などでみられます。なかでも低カリウム血症のときの著しい異常陽性U波は、QT延長とST-T変化を伴い、診断の手がかりとなり、重要です。

症例 1 （広範囲の誘導で）
目立つ上向きのU波をみつけたら……（低カリウム血症）

激しい下痢と嘔吐で受診しました。

図8 低カリウム血症（2.1mEq/L）

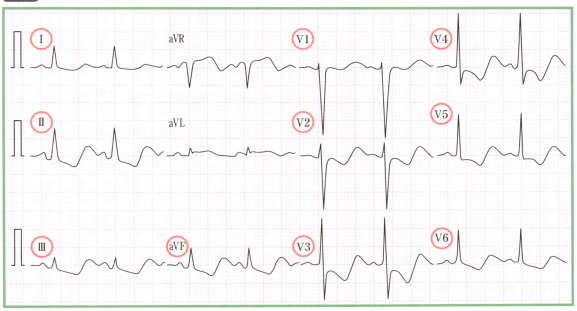

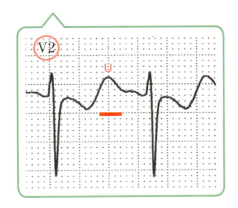

♥経過　抗不整脈薬を内服している患者さんが、感染性胃腸炎による激しい下痢と嘔吐が続き、来院しました。血清カリウム2.1mEq/Lと著しい低カリウム血症を認めました（図8）。

♥心電図　洞調律です。そして、Ⅰ、Ⅱ、Ⅲ、aVF、V1-6誘導の広い範囲にST-T変化と著明な異常陽性U波、さらにQTc0.56秒と著しいQT延長などの異常所見を認めました。

♥判読のポイント　もともと抗不整脈薬はQT延長をきたしやすく、さらに下痢・嘔吐による低カリウム血症によって、著しいQT延長を認めました。異常陽性U波、QT延長、ST-T変化は低カリウム血症の特徴的な所見です。

QT間隔からわかること

心室興奮の始まりから回復終了までをあらわしているのが、QT間隔。QT間隔の異常から、危険な不整脈との関係がわかります。

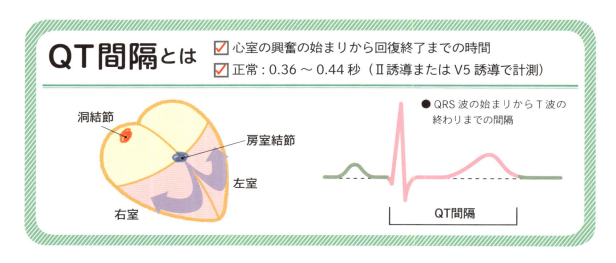

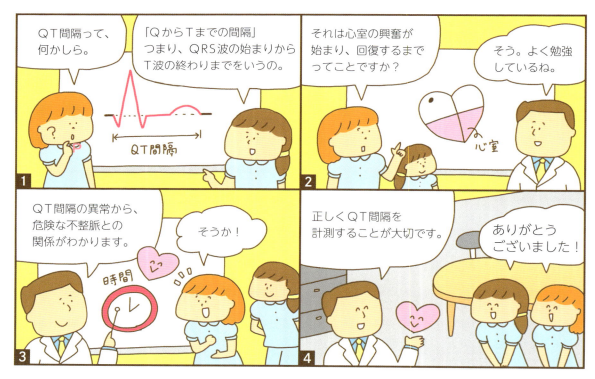

心室の興奮の始まりから回復終了までをあらわすQT間隔

QRS波の始まりからT波の終わりまでの間隔を **QT間隔**（またはQT時間：QT interval）といい、心室の興奮の始まりから回復終了までの過程をあらわしています。QT間隔の異常は危険な不整脈と深い関係があり、特に注意が必要です。

QT間隔の計り方

QT間隔は心拍数の影響を受けて変化します。このため、心拍数で補正した **補正QT間隔（QTc）** を計算して評価します（図1）。

$$\langle \text{Bazettの式} \rangle$$
$$QTc(秒) = \frac{QT間隔(mm) \times 0.04(秒)}{\sqrt{先行するRR(mm) \times 0.04(秒)}}$$

QTcは先行するRR間隔で補正して求めますが、これは「心拍数60拍/分のときのQT間隔」ということを意味しています。

QTcの計測は、あくまで「先行するRR間隔」、つまりQT間隔を計測した心拍と、その1拍前のRR間隔から計算します。心拍の不整がなければ、計測上大きな違いはありませんが、心房細動などの不整脈のように、心拍が不整の場合は、このRR間隔のとり方でQTcが大きく変化してしまうので、注意が必要です。一般にQTcは、Ⅱ誘導またはV5誘導で計測するのがよいでしょう。

QTcが男性で0.44秒以上、女性で0.46秒以上を **QT延長** といいます。臨床的には男女ともに「QTc0.46秒以上で注意」「0.50秒以上で危険」と判断してください。

QT延長に注意

QT延長は、**R on T型心室期外収縮**（131ページ参照）が誘因となって発生する **torsade de pointes**（トルサードドポアント）（113、153ページ参照）や、最も危険な不整脈の **心室細動**（155ページ参照）など、失神や突然死の原因となる命にかかわる危険な不整脈を引き起こすことがあり、特に注意が必要です。

おもに救急外来を受け持つスタッフは、失神などの意識消失発作で搬送された患者さんのマネージメントとして、頭部MRIを撮影するだけでなく、必ず心電図も記録し、QT延長を評価する習慣を身につけましょう。

図1 QTcの計り方

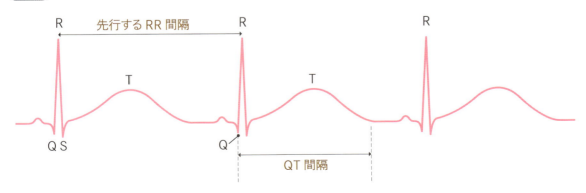

■ QT延長、QT短縮を読み取る

QT間隔は心電図を一目みて直観的に判読することは難しく、必ず意識してQTcを計測する習慣が重要です。正常のQT間隔と比較すると、QT延長やQT短縮の所見がわかりやすくなります（図2）。

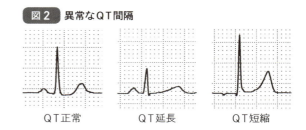

図2　異常なQT間隔

QT正常　　QT延長　　QT短縮

■ QT延長症候群

遺伝性があって明らかな原因がない**先天性QT延長症候群**（congenital long QT syndrome）と、何か原因があってそれが改善すればQT間隔が正常化する**後天性QT延長症候群**（acquired long QT syndrome）があります。後天性QT延長症候群の原因は多岐にわたりますが、なかでも抗不整脈薬や向精神薬による薬剤性、低カリウム血症、低カルシウム血症などの電解質異常、徐脈などによく遭遇します（表1）。

表1　QT延長をきたす病態

- 薬剤性（抗不整脈薬や向精神薬など）
- 電解質異常
  （低カリウム血症、低カルシウム血症、低マグネシウム血症など）
- 中枢神経系の障害（脳血管障害）
- 脚ブロックなどの伝導障害
- 心筋虚血や心筋梗塞
- 徐脈

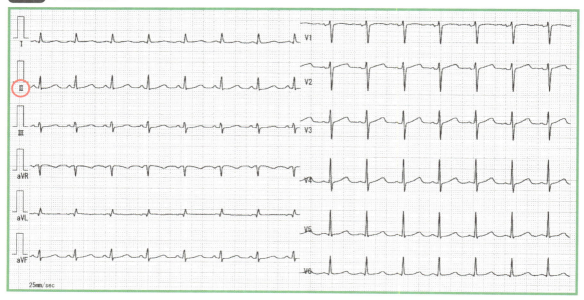

図3　QT延長症候群

♥心電図 Ⅰ、Ⅱ、aVF、V5誘導でP波は陽性、各心拍で同じ形のため洞調律です。PQ間隔は5mm以内で正常。QRS波にQS波や異常Q波はありません。目立ったST上昇やST低下もなく、T波も陰性T波や巨大陰性T波などの異常T波は認めません（図3）。

♥判読のポイント 続いてQT間隔を判読すると、Ⅱ誘導で11mm、先行するRR間隔は16mmのため、Bazettの式で計算するとQTc0.54秒と、著しいQT延長を認めます（107ページ Bazettの式を参照）。

・ドクターからコメント

Bazettの式から求められるQTcは補正が簡単で求めやすく、日常臨床で広く活用されていますが、頻拍時に過大補正、徐拍時に過小補正されてしまう傾向があります。このようなときは、Fridericiaの式で計測すると、より正確に評価できます。

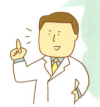

〈Fridericiaの式〉　QTc(秒) = QT/(RR)1/3

症例 1 （広範囲の誘導で） QT延長とST延長をみつけたら……（低カルシウム血症）

 慢性腎不全で、低カルシウム血症（7.4mg/dl）、高カリウム血症（7.2mEq/L）を認めました。

図4 低カルシウム血症（7.4mg/dl）・高カリウム血症（7.2mEq/L）

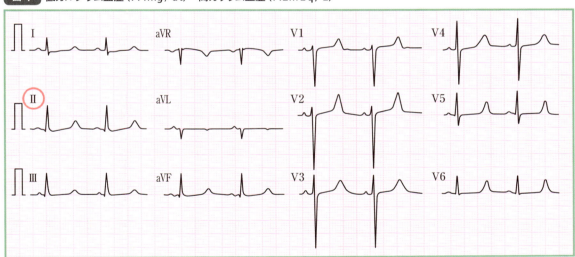

♥心電図 洞調律で、QT延長とテント状T波を認めました（図4）。

♥判読のポイント QT延長の所見をよくみると、QT延長のなかでも、特にST部分が延長しているのがわかります。このようなST部分の延長によるQT延長は、低カルシウム血症に特徴的な所見です。

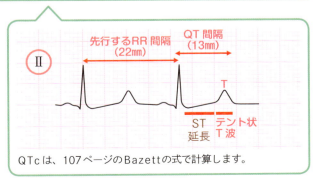

QTcは、107ページのBazettの式で計算します。

低カルシウム血症

血清カルシウム（Ca）値は8.5～10.4mg/dlが正常範囲で、通常は10mg/dl前後を推移しています。一般に<u>血清カルシウム値8.0mg/dl以下</u>を**低カルシウム血症**といい、<u>11mg/dl以上</u>を**高カルシウム血症**といいます。血清カルシウム値は、血液のpHと蛋白濃度によって大きく影響を受けるため、<u>特に低アルブミン血症</u>があるときは、<u>血清アルブミン値で補正する</u>必要があります。

補正Ca濃度(mg/dl)＝
実測Ca値(mg/dl)＋{4-血清アルブミン値(g/dl)}

低カルシウム血症は、筋肉の痙攣や手足のこむら返り、テタニーという手足のしびれ、痙攣発作などがあらわれ、上腕を止血帯や血圧計のマンシェットで圧をかけたときに特徴的な「助産師の手」といわれる**トルソー徴候**(Trousseau's sign)、顔面神経を軽くたたくと顔面筋の不随意収縮があらわれる**クボステック徴候**（Chvostek's sign）などがみられます（図5、図6）。

低カルシウム血症は副甲状腺機能低下症やビタミンD欠乏症、腎不全、尿細管アシドーシス、高カルシウム血症は副甲状腺機能亢進症や悪性腫瘍、サルコイドーシス、副腎不全などで起こります。

心電図は、低カルシウム血症では<u>ST部分が長くなるQT延長</u>（図7）、高カルシウム血症では<u>ST部分が短くなってQT短縮</u>を認めます。

図5 トルソー徴候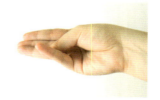

図6 クボステック徴候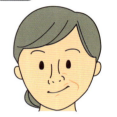

図7 低カルシウム血症

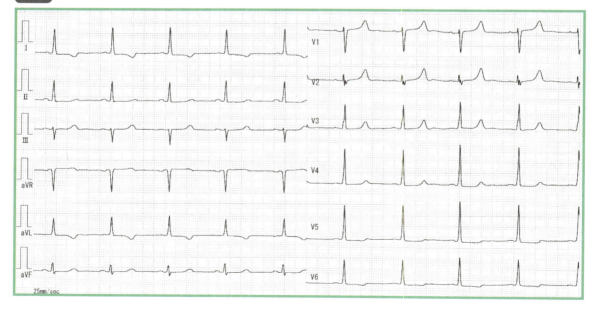

♥**判読のポイント** QTc0.50秒とQT延長を認めます。延長したQT間隔をよくみると、QT延長のなかでも、特に<u>ST部分の延長</u>が目立ちます。ST延長を伴うQT延長を認めたときは、まずは<u>低カルシウム血症</u>を考えます。図7の血清カルシウム値は7.2mg/dlでした。

症例 2 （aVR誘導で）
QT延長と高いR波をみつけたら……（三環系抗うつ薬の中毒）

 向精神薬を誤って過量服用し、意識障害で救急搬送されました。

図8 三環系抗うつ薬の中毒

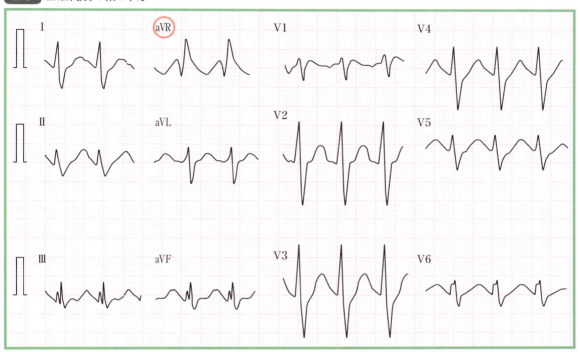

♥心電図 頻脈とやや幅の広いQRS波、著しいQT延長、そしてaVR誘導のR波増高を認めるのが特徴です。

一般に、三環系抗うつ薬の急性中毒は、意識障害や昏睡、痙攣などを引き起こし、抗コリン作用による頻脈とα受容体阻害による低血圧などの所見があらわれます。

本症例の心電図もQRS幅の延長（>3mm）、QT延長（QTc>0.50秒）、そしてaVR誘導におけるR波増高（R波>3mm、R波/S波の比>0.7）などの変化を認め、急性中毒の原因は心電図からも三環系抗うつ薬の過量服用が疑われました（図8）。

♥判読のポイント aVR誘導のR波増高は、致死性不整脈の発症に関連しているとされ、3.0mm以上のR波増高は特に危険な所見です。

また、QT延長は、torsade de pointesのよ

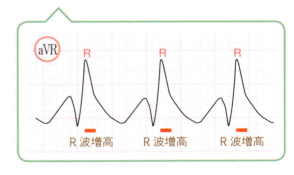

うな重篤な心室性不整脈の誘因となるため、このような心電図変化には特に注意が必要です。

♥治療 三環系抗うつ薬による急性中毒には、炭酸水素ナトリウムによるナトリウム負荷が有効です。心電図モニターを装着した管理下で、炭酸水素ナトリウムの投与と補液を行い、徐々に改善を認めました。

症例 ③ （広範囲の誘導で）QT延長と目立つ上向きのU波をみつけたら……（低カリウム血症）

抗不整脈薬を内服している患者さんが、感染性胃腸炎による激しい下痢と嘔吐が続き、来院しました。

図9 低カリウム血症（2.1mEq/L）

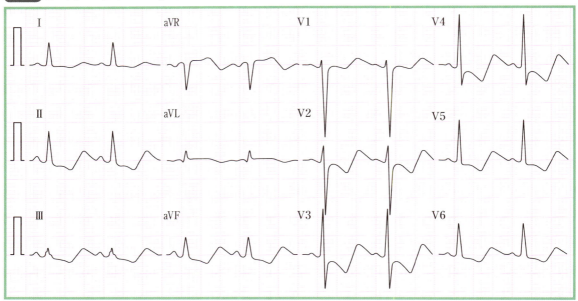

♥経過と判読のポイント

低カリウム血症があると、心電図ではQT延長やST-T変化、著しく目立つ異常な陽性U波などの所見を認めます（図9）。

本症例は、もともと抗不整脈薬を内服しており、それに加えて感染性胃腸炎による下痢と嘔吐によって低カリウム血症を併発したために、ST-T変化と異常陽性U波、そしてQTc0.56秒という著しいQT延長を認めました。来院時の血清カリウム値は2.1mEq/Lでした。すぐに入院し、点滴による補液とカリウム補正を行い、改善しました。

著明なQT延長に気づかなければ、torsade de pointes（以下TdP）のような重篤な不整脈によって突然死する可能性もあった一例です。QT延長とST-T変化、そして異常陽性U波は、低カリウム血症に非常に特徴的な所見ですので、ぜひ覚えておくと救急の場などで役立ちます（図10）。

図10 低カリウム血症の判読のポイント

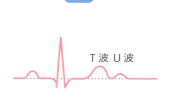
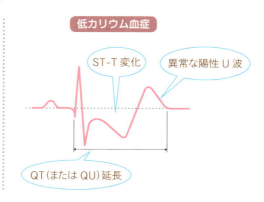

T波とU波が融合して、はっきり識別ができないときのQT間隔は、QU間隔で代用します。

torsade de pointes（TdP）とは？

　心室頻拍のなかに、**torsade de pointes（TdP）**（倒錯型心室頻拍）と名づけられた非持続性多形性心室頻拍があります。この心室頻拍はQT延長に伴ってあらわれ、QRS波が基線を中心にねじれるように描かれる特徴的な波形をしています（図11、図12）。

　女性に多く、持続時間は数秒以内で自然停止しますが、心拍数は200拍/分を超えることが多いため、失神などの強い自覚症状を認めることがあります。約10％は心室細動に移行して突然死することがある危険な不整脈です。

　TdPは著しいQT延長のときに起こりやすく、TdPがあらわれる直前に、T波の形が1拍ごとに変化するT波交代現象（T wave alternance）が認められることもあります。多くの場合、後天性QT延長症候群によってあらわれるTdPは、原因が改善されれば予後は良好です。

図11 torsade de pointes

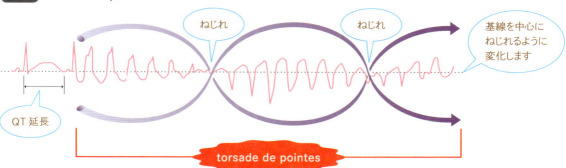

図12 QT延長によるtorsade de pointes

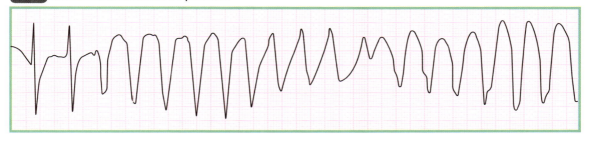

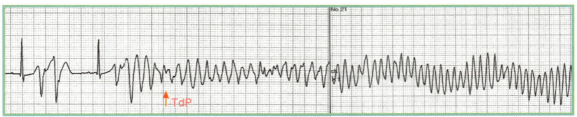

QT延長があり、R on T型心室期外収縮からtorsade de pointesが発生しました。

先天性QT延長症候群について

先天性QT延長症候群（congenital long QT syndrome：LQTS）は、QT延長とtorsade de pointes（TdP）を認め、失神や突然死をきたすことがある先天性の疾患で、常染色体優性遺伝のRomano-Ward症候群と常染色体劣性遺伝のJervell and Lange-Nielsen症候群の2つに分類されます（表2）。

Romano-Ward症候群は、患者さんの子供の50％に遺伝子異常が伝わり、また患者さんの両親のいずれかに遺伝子異常があるため、家系内の縦の世代に連続して多発します。

一方のJervell and Lange-Nielsen症候群は聴力低下を伴い、生まれつき耳が不自由な方1000人のうち2〜3人に認めます。日本では数100家系が存在し、60〜70％に遺伝子の異常がみつかっています。全体の半数以上が女性で、めまいや失神、突然死などの発作は、男性では20歳未満、女性では10歳以降が多いとされていますが、特に女性では30歳以降に発症する場合も少なくありません。

生まれつき耳が不自由でなければRomano-Ward症候群の可能性が高く、現在までに8つの染色体上に13種の遺伝子型が報告されており、LQT1〜13の名称がつけられています。これらの遺伝子変異は、おもに心臓の電気的興奮をつくるイオンチャネルの異常により、心臓の興奮が延長し、心電図ではQT延長があらわれます。

なかでもLQT1、LQT2、LQT3の頻度が多く、全体の90％以上を占め、特にTdPの誘因にそれぞれの特徴があることが知られています。

まずLQT1は運動中、特に水泳中が多く、LQT2は恐怖や驚きなどの情動ストレス、目覚まし時計のアラームなど、急激に交感神経が緊張するとき、LQT3は睡眠中や安静時など、むしろ交感神経緊張が低下した徐脈のときに多くあらわれます。

先天性LQTSの遺伝子診断率は50〜70％であり、そのうちLQT1が40％、LQT2が30〜40％、LQT3が10％を占めています。

先天性LQTSと診断がついた場合は、特に生活指導が大切です。

LQT1であれば、たとえ無症状であっても運動制限が必要です。競争的スポーツや、特にプールでの競泳、潜水は禁止しなければいけません。LQT2では、目覚まし時計のアラームに気をつけなければいけませんが、さらに運動制限が必要なこともあります。治療として、運動やストレスが原因で誘発される場合はβ遮断薬が有効のこともありますが、心室細動や心停止の既往がある場合は植込み型除細動器の適応です。

表2　Romano-Ward症候群とJervell and Lange-Nielsen症候群の遺伝子型

	型	染色体	遺伝子
Romano-Ward 症候群（常染色体優性遺伝）	LQT1	11p15-5	KCNQ1
	LQT2	7q35-36	KCNH2
	LQT3	3p21-24	SCN5
	LQT4	4q25-27	ANK2
	LQT5	21q22-1	KCNE1
	LQT6	21q22-1	KCNE2
	LQT7	17q23	KCNJ2
	LQT8	12p13-3	CACNA1C
	LQT9	3p25	CAV3
	LQT10	11q23-3	SCN4B
	LQT11	7q21-q22	AKAP9
	LQT12	3q41	SNTA1
	LQT13	11q24-3	GIRK4
Jervell and Lange-Nielsen 症候群（常染色体劣性遺伝）	JLN1	11p15-5	KCNQ1
	JLN2	21q22	KCNE1

QT短縮症候群について

心拍数で補正したQTcが男性0.35秒未満、女性0.36秒未満をQT短縮と診断します。特にQTcが0.33秒未満のときは、QT短縮症候群が強く疑われます。

QT短縮症候群は心室頻拍や心室細動などの危険な不整脈が出現し、失神や突然死の原因となる疾患です。遺伝性があって明らかな原因がない先天性QT短縮症候群（表3）と、何らかの原因があって発症する後天性QT短縮症候群があります。先天性QT短縮症候群は極めて稀で、正確な発生頻度は不明です。

先天性QT短縮症候群は心臓のイオンチャネルの異常によって起こる遺伝性の疾患で、これまでに6種の遺伝子型が報告されています（表3）。一方、後天性QT短縮症候群は、高カリウム血症、高カルシウム血症などの電解質異常や発熱、薬剤性、アシドーシス、カテコラミンなどが原因としてあげられます。

心室頻拍や心室細動などの命にかかわる危険な不整脈が出現した場合や、失神を繰り返している場合、突然死の家族歴がある場合などは、植込み型除細動器による治療を考慮し、心停止を起こしたときは、植込み型除細動器による治療が必要です。また薬物治療として、QT間隔を延長させる作用のある硫酸キニジンの有効性が報告されています。

表3　先天性QT短縮症候群の遺伝子型

型	染色体	遺伝子
SQT1	11p15	KCNH2
SQT2	7q35	KCNQ1
SQT3	17q23	KCNJ2
SQT4	10p12	CACNB2b
SQT5	12p13	CACNA1C
SQT6	7q21-22	CACNA2D1

QT延長の判読のコツは？

QT間隔のどの部分が延長しているかが、診断の鍵となる場合があります（図13）。例えば遺伝性や薬剤性、電解質異常の場合は、QT延長のなかでもT波が延長します。また低カルシウム血症ではST部分が延長し、低カリウム血症ではU波が増高してQT（QU）延長を認めます。

図13　QT延長の鑑別

① 薬剤性の場合

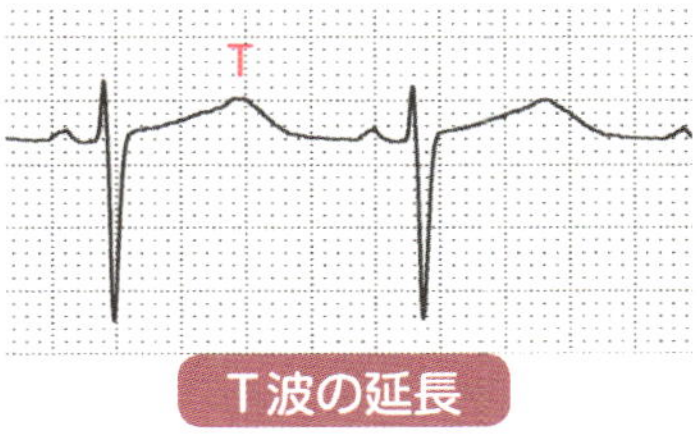

T波の延長

② 低カルシウム血症の場合

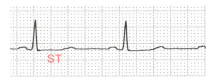

ST部分の延長

③ 低カリウム血症の場合

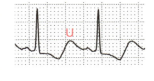

U波の増高

症例 1 QT短縮をみつけたら……（QT短縮症候群）

意識消失発作で搬送された16歳の女性です。

図14 QT短縮症候群

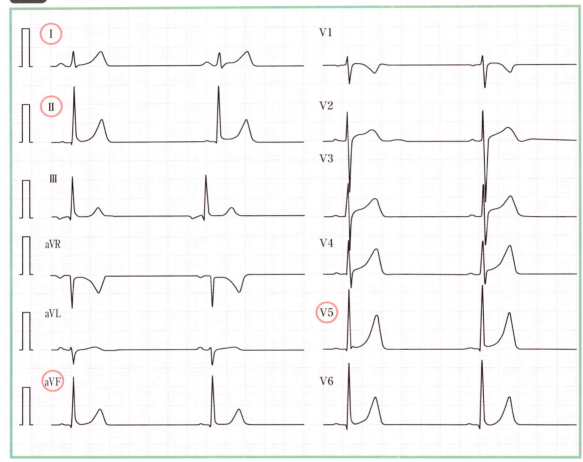

♡心電図　Ⅰ、Ⅱ、aVF、V5誘導でP波が陽性、各心拍で同じ形のため、洞調律。心拍数は40拍／分と洞徐脈です。QT間隔は10mm、RR間隔は37mmのため、QTc0.33秒と、QT短縮の所見を認めました。精査の結果、QT短縮症候群と診断されました（図14）。

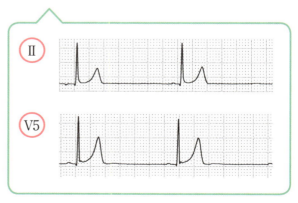

12誘導心電図の読み方のコツ

12誘導心電図を判読するときは、まず、洞調律かどうかを読み取り、次にⅡ誘導に注目して判読を進めます（図15）。自動計測結果を参考に判読しましょう。

図15　12誘導心電図の読み方

【自動計測結果】
心拍数： 91/分　　QRS： 0.093秒　　SV1： 1.61mV　　軸： 29度
RR ： 0.658秒　　QT ： 0.342秒　　SV5： 1.61mV
PQ ： 0.146秒　　QTc： 0.421秒　　R+S： 2.62mV

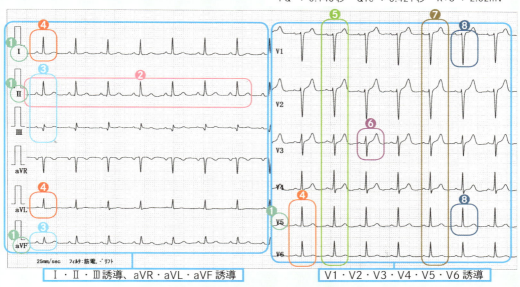

Ⅰ・Ⅱ・Ⅲ誘導、aVR・aVL・aVF誘導　　　V1・V2・V3・V4・V5・V6誘導

❶リズムを読み取る

Ⅰ、Ⅱ、aVF、V5誘導でP波をみます（❶）。P波の向きは陽性、形はふたこぶでもとがってもおらず、各心拍で同じ形です。このため、この心電図は、洞調律と読み取れます。心拍数は91拍/分、リズムは整です。自動計測結果を参考に判読を進めましょう。

❷Ⅱ誘導の波形を、左から右の方向へ読む

Ⅱ誘導（❷）で、PQ間隔は0.146秒で5mm以下のため、正常です。

QRS幅は0.093秒で3mm未満（ここで全誘導のQRS幅を見渡し、QRS波の幅が広がっている誘導の有無を確認する）、QTcは0.421秒で、0.46秒未満のため、正常です。

❸12誘導の各波形の特徴を読む

冠動脈の走行にあわせて、Ⅱ、Ⅲ、aVF誘導で下壁（❸）を、Ⅰ、aVL、V5-6誘導で側壁（❹）を、そしてV1-6誘導で前壁から側壁（❺）の状況を順にみていきます。

QRS波に注目すると、QS波や異常Q波は認めません。ST部分はST上昇もST低下もなし、T波は増高や平低化、陰転化がなく、上り角度が緩やかで下り角度が急峻な左右非対称で正常です。続けて、V1-6誘導のQRS波を見渡すと、R波の高さとS波の深さが同じになる移行帯はおおよそV3誘導に認めます（❻）。反時計回転や時計回転などの異常はなく、R波の高さはV1誘導からV6誘導に向かってきれいに漸増しています（❼）。R波減高や増高不良などの異常はなく、V1誘導のS波の深さは1.61mV、V5誘導のR波の高さは1.01mVで、これらを加算すると2.62mVと3.5mV以下であり、左室肥大は認めません（❽）。また、U波は認められません。

この心電図は、正常洞調律と判読できます。

12誘導心電図を読むときのチェックポイント

12誘導心電図を以下のように系統的にみていくと、見落としなく読み取ることができます。

❶ リズムは整っているか
- □ P波は一定間隔で、各心拍で同じ形をしているか
- □ RR間隔が一定であるか（31ページ）
- □ 形の異なるQRS波があるか（49ページ）
- □ QT間隔は、正常範囲で一定であるか（107ページ）

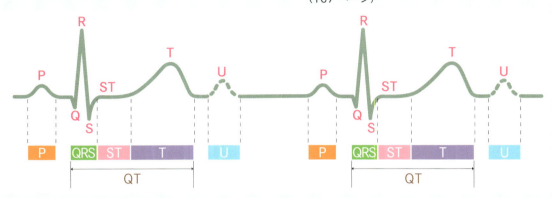

❷ P波の形に異常はないか
- □ Ⅰ、Ⅱ、aVF、V5誘導で上向き、V1誘導で上向き、下向きであるか（35-38ページ）
- □ Ⅱ誘導でとがっているか（45ページ）
- □ Ⅱ誘導でふたこぶ、幅が広いか（46ページ）
- □ V1誘導で、大きな下向きになっているか（47ページ）

❸ QRS波の形に異常はないか
- □ 幅はどうか（48ページ）
- □ 移行帯はどうか（50ページ）
- □ QRS軸はどうか（51-53ページ）
- □ 高さ、深さはどうか（61-63ページ）
- □ 形はどうか（54、55ページ）
- □ QS波はないか（56、57ページ）
- □ 異常Q波はないか（56-58ページ）

❹ ST変化はないか
- □ ST上昇はないか（70-81ページ）
- □ ST低下はないか（83-85ページ）

❺ T波の形に異常はないか
- □ 増高はないか（99ページ）
- □ 平低はないか（87ページ）
- □ 陰転はないか（89-98ページ）

❻ U波の形に異常はないか
- □ 大きな上向きU波はないか（105ページ）
- □ 下向きU波はないか（102-104ページ）

❼ QT間隔、QTcは正常か
- □ QT間隔の延長はないか（108-115ページ）
- □ QT間隔の短縮はないか（115、116ページ）

・アドバイス

すべての心電図をいつも同じ読み方で判読できれば、わずかな変化・異常にもすぐに気づくことができますよ。

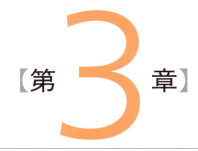

不整脈の波形を読み取る

【第3章】

頻脈性不整脈、徐脈性不整脈、危険な不整脈について、
モニター心電図の読み方から診断、
治療までを臨床の流れに則して解説します。

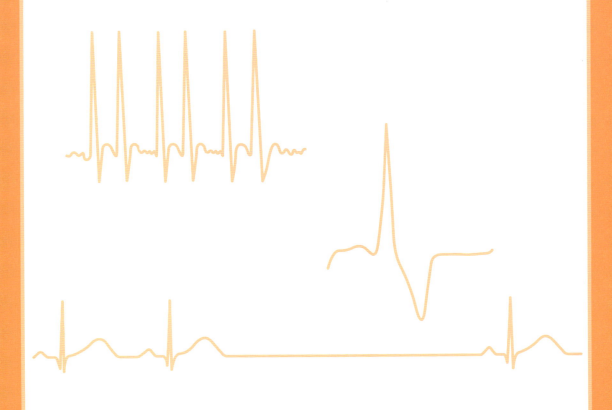

♥ 洞結節からの興奮が、正常なリズムを刻む

正常洞調律 normal sinus rhythm：NSR

緊急度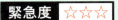

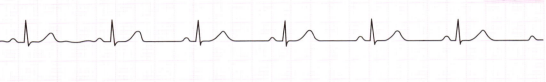

心電図を読むポイント！
- P波は上向きで、規則正しく、各心拍で同じ形
- QRS波の幅は0.10秒以内（3mm未満）
- リズムは整
- T波は上向き
- 心拍数60〜100拍/分

では、正常な人の心電図からスタート。まず、P波をみつけたら、P波の向きや形が、各心拍でどうなっているかを、確認しましょう。

正常洞調律ってなに？

　正常な人の心臓では、洞結節で発生した電気刺激が心房、房室結節、心室へと規則正しく、60〜100拍/分の頻度で伝わります。これによって正常な人の心電図では、P波、QRS波、T波が規則正しくあらわれ、そして順序よく繰り返されています。この状態を**正常洞調律**といいます。

　正常洞調律における心拍数は、成人では60〜100拍/分ですが、年齢が若くなるにつれて、学童では80〜110拍/分、乳幼児では110〜130拍/分、新生児では130〜145拍/分と速くなります。

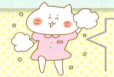 どんな心電図？

　モニター心電図では、Ⅱ、V5誘導の波形で記録したとき、P波が陽性で各心拍で同じ形のとき、洞調律と考えます。リズムは規則正しく（リズムは整）、心拍数は60〜100拍/分の範囲です。続くQRS波、T波も規則正しく繰り返されます。PQ間隔は0.12〜0.20秒、QRS波の形は一定で幅は0.06〜0.10秒、QS波や異常Q波はなく、ST変化も認めません。T波は陽性で、QT間隔も0.36〜0.44秒。U波は小さな陽性波ですが、描かれないことも少なくありません。

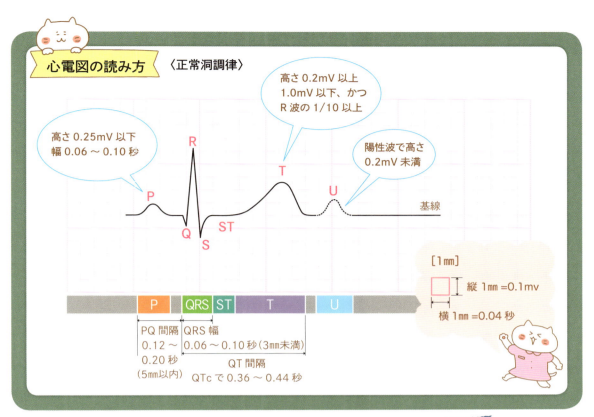

不整脈をみつけたとき、ドクターコールのポイントは？

3章ではそれぞれの不整脈の緊急度を、
緊急度が低い＝★
緊急度が中程度＝★★
緊急度が高い＝★★★
の3種類であらわしています。
患者さんの心電図を読み取り、緊急度が高いほど速やかな対応が求められます。特にドクターコールは重要で、異常心電図のポイントを正確に要領よく伝えなければいけません。「ドクターコールのポイント」に異常心電図の読み方と伝え方の要点をまとめたので、ドクターコールのときの参考にしてください。

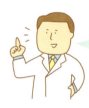

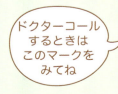

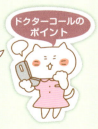

♥洞結節からの興奮が、呼吸で不整になる

洞不整脈 sinus arrhythmia

緊急度 ★☆☆

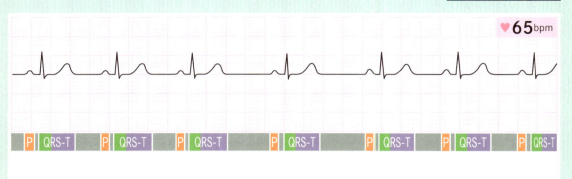

♥65bpm

心電図を読むポイント！
- 正常洞調律と同じ波形
- リズムが不整
- 最も長いRR間隔と最も短いRR間隔の差が0.16秒（4mm）以上

正常な人の心電図に多くみられる洞不整脈。呼吸で心拍のリズムが速くなったり遅くなったりします。

洞不整脈ってなに？

　正常洞調律と同じ波形でありながら、心拍のリズムが速くなったり遅くなったりすることを洞不整脈といいます。

　不整脈とはいえ、正常者にみられ、病気ではありません。特に小児や若年者では、呼吸によってリズムが変化する呼吸性洞不整脈がよくみられます。

　息を吸うと、胸腔内が陰圧になるために、大静脈から右房に戻ってくる血液量が増えます。この血流増加が反射となって副交感神経が抑制され、逆に交感神経が優位となるため、リズムが速くなります。反対に息を吐くと、心臓に戻ってくる血液量が減少し、副交感神経が優位になり、リズムは遅くなります。

　したがって洞不整脈では、心拍数は吸気時に速くなり、呼気時に遅くなります。

どんな心電図？

　心電図は正常洞調律と同じ波形ですが、リズムが不規則です。最も長いRR間隔と、最も短いRR間隔の差が0.16秒以上（記録紙では1mm＝0.04秒なので、0.16秒＝4mm）のとき、洞不整脈と診断します（図1）。

　リズムは呼吸の周期に一致して変化するた

め、ほかの不整脈とは簡単に鑑別できます。洞不整脈は病気ではありません。むしろ、糖尿病などによって自律神経が障害されていると、洞不整脈はあらわれなくなってしまいます。

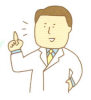

•ドクターからコメント
洞結節は自律神経や呼吸の影響を強く受けているということが、よくわかります。

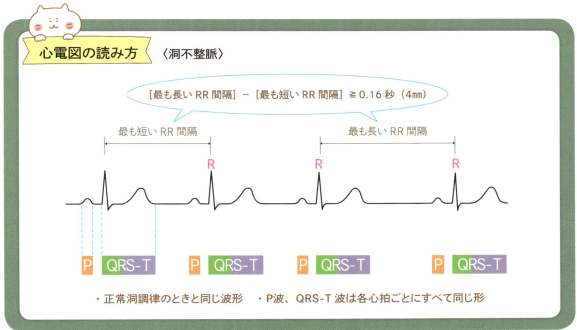

どんな症状？

緊張や不眠、疲労があると、息を吸ったときにドキドキと心臓の鼓動を感じることがありますが、ほとんどの場合、症状はありません。

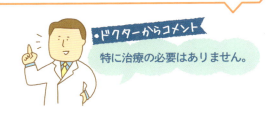

•ドクターからコメント
特に治療の必要はありません。

図1　洞不整脈

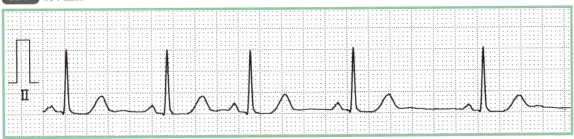

♥ 洞結節からの興奮が、速くなる

洞頻脈 sinus tachycardia

緊急度 ★☆☆

♥ 125bpm

心電図を読むポイント！
- 正常洞調律と同じ波形
- リズムは整で、速い
- 心拍数100拍/分以上

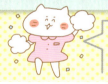
病気がなくても、興奮すると心臓がドキドキして心拍数が速くなります。そんなときの心電図って、どうなっているのでしょう。

洞頻脈ってなに？

洞結節の興奮が増加し、洞調律で心拍数が100拍/分以上を洞頻脈といいます。

洞頻脈は正常な人でも緊張、運動、興奮、飲酒などによって起こります。一方、脱水、発熱、痛み、低酸素、貧血、低血糖、甲状腺機能亢進症、心不全、ショックなどの場合や薬剤の影響でもみられます。洞頻脈を認めたときは、単に緊張や興奮と決めつけず、これらの背景をもれなく評価することが重要です。

どんな心電図？

洞頻脈はリズムが速く、P波やQRS-T波などの各波形は正常洞調律のときと同じ波形です。洞頻脈の心電図診断のポイントは、P波やQRS-T波に異常を認めず、PQ間隔やRR間隔も一定で異常を認めず、心拍数が100拍/分以上であることです。

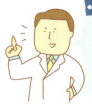

●ドクターからコメント
洞頻脈が長く続いているときは、何か病気が隠れていることがあります。注意深く原因を探りましょう。

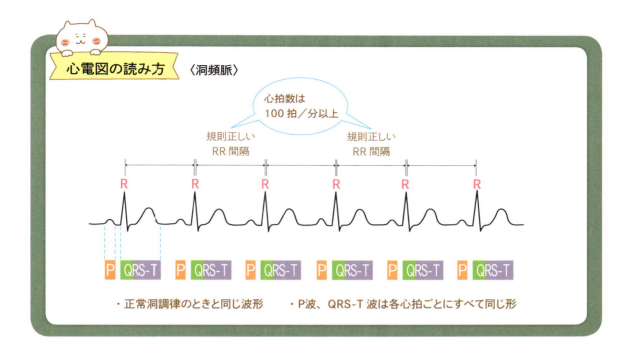

どんな症状？

なにも感じない場合や動悸や息切れを感じることもあります。ドキドキと、自分の心臓の鼓動を感じることを動悸といいますが、動悸を自覚しても、緊張や運動、興奮、飲酒などの原因がはっきりわかっている洞頻脈の場合は問題ありません。特に原因に心当たりがなく、動悸を自覚する場合は、たとえ洞頻脈でも病気が隠れていることがあり、注意深く調べます。

治療・対応はどうする？

洞頻脈に対する治療の必要はありません。洞頻脈を引き起こす原因を探りましょう。安静時にもかかわらず洞頻脈がみられる場合には、以下の点などに注意します。
「発熱していませんか？」
「不安はありませんか？」
「心臓の機能は正常ですか？」
「新しく飲み始めた薬剤はありませんか？」
「基礎疾患はありませんか？」
　原因に対する処置や治療を行うことが原則です。

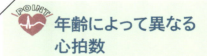

年齢によって異なる心拍数

正常の心拍数は、成人では60〜100拍/分ですが、年齢が若くなるにつれて、学童では80〜110拍/分、乳幼児では110〜130拍/分、新生児では130〜145拍/分と、速くなります。

・ドクターからコメント

洞頻脈かどうかは、年齢によって異なるということを知っておいてくださいね。

♥洞結節からの興奮が、遅くなる

洞徐脈 sinus bradycardia

緊急度 ★☆☆

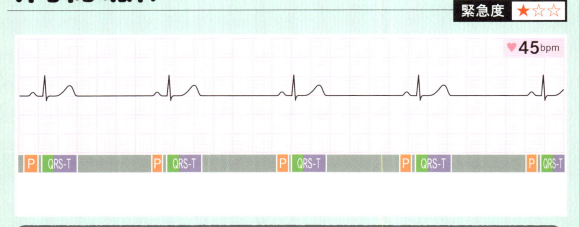

♥45bpm

心電図を読むポイント！
- 正常洞調律と同じ波形
- リズムは整で、遅い
- 心拍数60拍/分以下

リラックスすると心拍数はゆっくりになりますが、なかには病気が原因のこともあります。

洞徐脈ってなに？

　洞調律で心拍数が60拍/分以下の状態を、**洞徐脈**といいます。洞頻脈とは逆に、副交感神経が緊張して洞結節の興奮が減少するために、心拍数が遅くなります。

　就寝時やスポーツ選手などは副交感神経が緊張しているため、特に病気がなくても洞徐脈があらわれます。一方、強い痛みや嘔吐、低体温、甲状腺機能低下症、高カルシウム血症、洞不全症候群、急性心筋梗塞などの病気の場合にも洞徐脈になり、注意が必要です。

　そのほか、心拍数に影響するβ（ベータ）遮断薬やジギタリス剤、カルシウム拮抗薬などの薬剤によってもあらわれます。

どんな心電図？

　洞徐脈はリズムが遅く、P波やQRS-T波は正常洞調律のときと同じ波形です。P波やQRS波、T波は各心拍で同じ形で、PQ間隔やRR間隔に不整はありません。心拍数が60拍/分以下なので、心拍数をあらわすRR間隔は少なくとも1秒以上、つまり記録紙の25mm以上に延長しています。

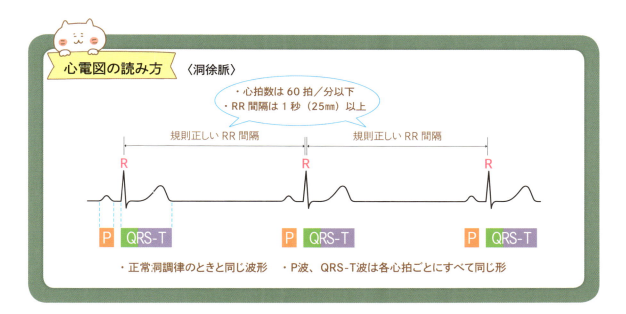

どんな症状？

ほとんどの場合は無症状ですが、心拍数が遅くなるほど息切れやめまいを自覚することがあります。さらに心拍数が40拍/分以下と極端に遅くなると、脳への血流が低下してめまいや失神、痙攣などの症状があらわれることがあり、注意が必要です。このように心臓から脳への血流不足によってあらわれるめまいや失神などの症状のことを、Adams-Stokes（アダムス・ストークス）発作といいます。洞徐脈でアダムス・ストークス発作がある場合は、洞不全症候群Ⅰ型として扱います（161ページ参照）。

治療・対応はどうする？

正常な人では、多くの場合、洞徐脈は寝ている間に起こります。寝ている間の徐脈であれば、めまいなどの症状を自覚することはなく、痙攣などの目立った症状がなければ、特に治療の必要はありません。強い痛み刺激や嘔吐は副交感神経を緊張させることから、一時的に突然の洞徐脈をきたす場合があります。すぐに治まるときは特に治療の必要はありませんが、徐脈が長引く場合や、めまい、意識レベルの低下、血圧低下などを引き起こす場合は、すぐに治療が必要です。アトロピンやイソプロテレノールといった副交感神経の緊張を抑制する薬剤を投与すると、心拍数が増加して改善します。

薬剤の影響と考えられる洞徐脈にも注意が必要です。原因と考えられる薬剤を減量・中止する必要がありますが、薬剤を中止しても薬の効果がすぐになくなることはありません。ときには徐脈が長く続いたり、悪化してめまいや失神などの症状があらわれることがあります。このような場合、薬の影響がなくなり、心拍数が戻るまでの間は、一時ペースメーカによる治療を行います（179ページ参照）。

●ドクターからコメント

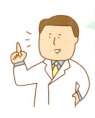

洞徐脈でも、症状がなければ、治療の必要はありません。一方、息切れやめまいなどの症状がある場合は、洞不全症候群Ⅰ型として扱い、治療が必要です。症状の有無が重要です。

上室期外収縮 supraventricular premature contraction : SVPC

♥早いタイミングで、心室より上のほうが興奮する

緊急度 ★☆☆

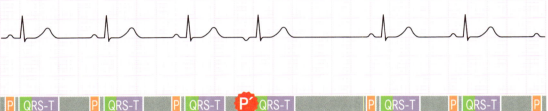

♥68bpm

心電図を読むポイント！
- 洞調律より早いタイミングであらわれる
- P′波がある
- QRS波の幅が狭い（≦0.10秒、3mm未満）
- P′Q間隔は、洞調律のPQ間隔と比べ、長かったり短かったりとさまざま

心臓を拍動させる刺激が、洞結節以外の場所から出ている不整脈。異常な刺激がどこから出ているか、心電図をみるとわかります。

上室期外収縮ってなに？

正常な洞調律のリズムよりも早いタイミングで発生する不整脈を**期外収縮**といいます。なかでも洞結節とは異なった、心室より上のほうにある心房などから異常な刺激が発生して生じる期外収縮を、**上室期外収縮**といいます。「上室」とは「心室より上のほう」という意味です。

期外収縮はQRS波の幅の広さの違いから、大きく2つに分類します。QRS波の幅が正常範囲内で狭い（3mm未満）のが上室期外収縮です。一方、QRS波の幅が広い（3mm以上）のが、心室期外収縮（130ページ参照）です。上室期外収縮は、心房から発生する以外に、心房と心室の間にある**房室接合部（房室結節とヒス束）**付近からも発生します。

このため正確には、心房から発生する期外収縮を**心房期外収縮**（premature atrial contraction：PAC）、房室接合部から発生する期外収縮を**房室接合部期外収縮**（AV junctional premature contraction）といい、これらをあわせて**上室期外収縮**とまとめているのです。

上室期外収縮はストレスや疲れ、寝不足、酒、タバコ、カフェイン、加齢などが誘因となって、健常な人にも起こります。一方、肺気腫などの慢性呼吸器疾患や、高血圧、心臓弁膜症、虚血性心疾患などの、特に心房に負荷がかかりやすい病気や、甲状腺機能亢進症、気管支拡張薬やカテコラミンなどの薬剤によってもあらわれます。

どんな心電図？

上室期外収縮は、幅の狭いQRS波（3mm未満）が正常洞調律よりも早いタイミングであらわれます。この波形をよくみると、QRS波の前に心房の異所性興奮を示すP´波がみられます。

なぜ"P"ではなく"P´（ダッシュ）"なのでしょうか？ P´とは、洞調律のP波とは異なる形をした2種類目のP波を意味します。上室期外収縮は洞結節以外から発生した異常な興奮ですから、上室期外収縮にみられるP´波は、洞調律のP波とは違った形をしているのです。P波の形が洞調律のものと違っていることからも、上室期外収縮は、異常な刺激が洞結節以外のところから発生していることがわかります。しかし、このP´波に続くQRS-T波は、正常の刺激伝導系を通って心室が興奮するため、正常と同じ波形をしています。

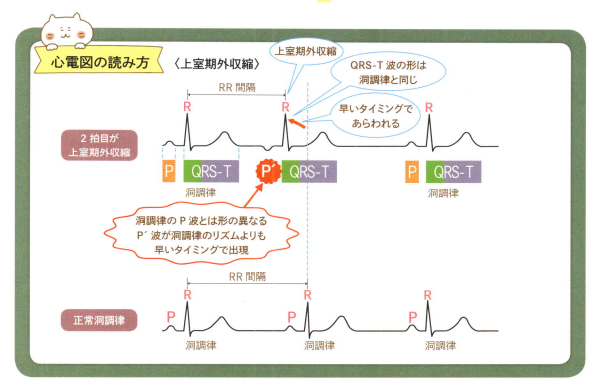

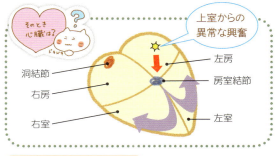

どんな症状？

特に症状はないことが多いのですが、動悸や胸の不快感などを自覚することもあります。

治療・対応はどうする？

上室期外収縮は、健常な人にもみられ、治療の緊急性はありません。ストレスや疲れ、寝不足、酒、タバコ、カフェインなどの誘因を改善するような生活指導が重要です。

一方、上室期外収縮の背景に病気が隠れていることもあります。慢性呼吸器疾患や高血圧、心臓弁膜症、虚血性心疾患、甲状腺機能亢進症など、原因となる基礎疾患がある場合には、基礎疾患に対する治療が原則です。

♥早いタイミングで、心室が興奮する

心室期外収縮 premature ventricular contraction : PVC

緊急度 ★☆☆〜★★★

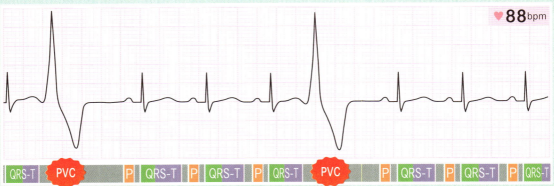

心電図を読むポイント！
- 洞調律より早いタイミング
- 先行するP波がない
- QRS波の幅が広い（≧0.12秒、3mm以上）
- QRS波とT波が逆向き

早いタイミングであらわれる異常な興奮が、心室から出ている不整脈。心電図のQRS波とT波に注目しましょう。

心室期外収縮ってなに？

　正常な洞調律のリズムよりも早いタイミングで発生する不整脈を期外収縮といいます。なかでも心室から異常な興奮が発生して生じる期外収縮を**心室期外収縮（PVC）**といいます。上室外収縮と違って、この心室期外収縮には注意が必要です。健常な人でも１日のうちに数百程度はみられることがありますが、特に心筋梗塞や弁膜症、心不全などの心臓病がある場合には、突然死の原因となる危険な不整脈に移行することがあります。

　では、健常な人にみられる心室期外収縮と危険な心室期外収縮は、どのようにして見分けることができるのでしょうか。心室期外収縮の形や数によって危険度を評価した、**Lown（ラウン）**

表1　Lown（ラウン）分類

グレード	心室期外収縮の種類
0	心室期外収縮なし
1	散発する単一の心室期外収縮
2	頻発する心室期外収縮（30個／時以上）
3	多源性心室期外収縮（2種類以上の異なる心室期外収縮）
4a	2連発の心室期外収縮
4b	3連発以上の心室期外収縮
5	R on T型心室期外収縮

分類が有名です（表1）。Lown分類は、グレードが高いほど突然死の原因となるような心室頻拍や心室細動といった致死性不整脈を誘発しやすく、危険です。

なかでも洞調律のT波の頂上付近に心室期外収縮のR波が発生すると、その1拍で心室頻拍や心室細動といった**突然死の原因**となる危険な不整脈を引き起こすことがあり、このようなタイミングであらわれる心室期外収縮を、**R on T型心室期外収縮**といい、特に注意が必要です。

また、心室期外収縮をみつけたら、原因となる心臓病の重症度評価も重要です。

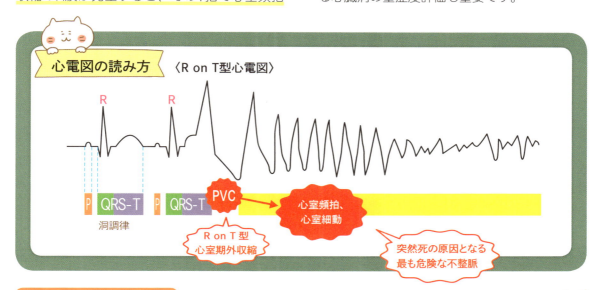

どんな心電図？

心室期外収縮は、洞調律のリズムよりも早いタイミングで、0.12秒以上（3mm以上）の幅広い**QRS波**があらわれます。また、異常な興奮が心室から発生するので、QRS波の前にP波はなく、幅広いQRS波が突然あらわれます。また、心室期外収縮はQRS波とT波が逆向きになる特徴があります。正常な波形とはまったく形が異なり、目立つのですぐにわかります。

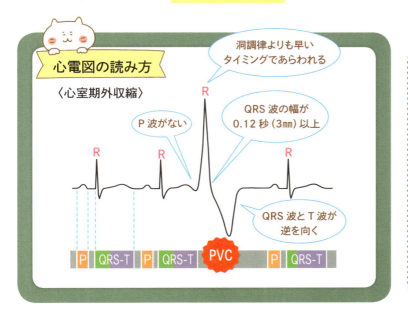
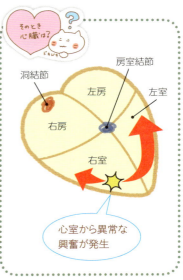

単源性と多源性

　同じ誘導で同じ形の心室期外収縮が複数みられる場合を**単源性心室期外収縮**といいます。一方、同じ誘導で2種類以上の異なった心室期外収縮がみられる場合を**多源性心室期外収縮**といいます。多源性心室期外収縮は、Lown分類ではグレード3となり、グレード3以上の心室期外収縮には注意が必要です。

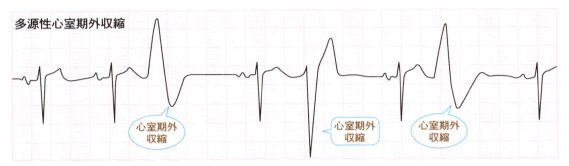

3拍目、7拍目は同じ形で、5拍目は異なった形の心室期外収縮です。

連発と段脈

　期外収縮が連続して発生している場合を、**連発**といいます。2つ連続した場合は2連発、3つ連続した場合は3連発といいます。また、心室期外収縮が短く連発することを臨床では**short run**（ショートラン）ともいいます。特に3連発以上続くときを**心室頻拍**（150ページ参照）といい、命にかかわる危険な不整脈として扱います。

　次に洞調律と期外収縮が交互にあらわれる場合を、**段脈**といいます。例えば1拍の洞調律の後に1拍の期外収縮が発生し、この組み合わせが規則的に続いている場合を2段脈といいます。また、2拍の洞調律の後に1拍の期外収縮が発生し、この組み合わせが規則的に続く場合を3段脈といいます。

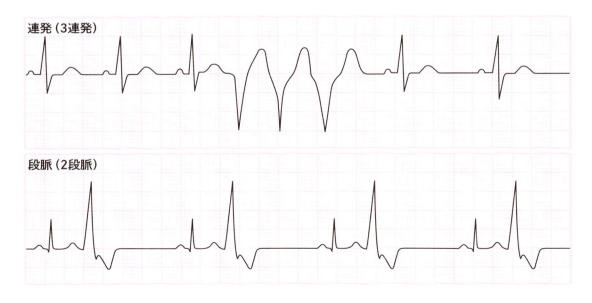

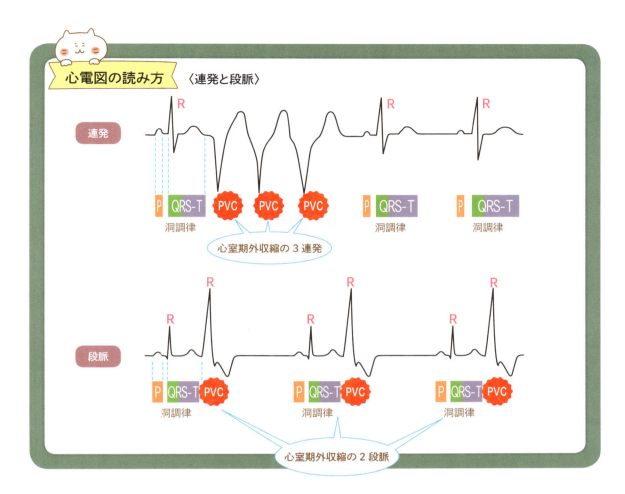

どんな症状？

　動悸や胸の不快感などの症状があらわれ、「脈が抜けるような感じ」「胸がつまる感じ」「ドキンとする感じ」といった症状を自覚します。しかし無症状のこともあり、症状の強さは危険度と関係しません。

　心室期外収縮は大きく目立つ波形のため、心臓がよく収縮してたくさんの血液を拍出しているようにみえますが、実際には、早いタイミングで心室が収縮するため、血液はほとんど心臓から拍出されていません。このため心室期外収縮が長く連発すると、心拍出量は低下し、例えば脳への血液循環が減少して、めまいやふらつき、目の前が真っ暗になるような症状があらわれ、ひどくなると意識消失、血圧低下ショックとなり、命にかかわります。

治療・対応はどうする？

　自覚症状や基礎心疾患がなく、心室期外収縮が同じ形をしていて、運動によって減少する傾向がある場合は、特に治療の必要はありません。一方で基礎心疾患がある場合には、重症度に応じて抗不整脈薬による治療を検討する必要があります。しかし抗不整脈薬による治療がかえって病態を悪化させてしまうこともあるため、慎重に判断しなければなりません。

　心室期外収縮が多発・連発する場合やR on T型になって危険な場合は、特に注意が必要です。

早いタイミングであらわれた P´波を読む

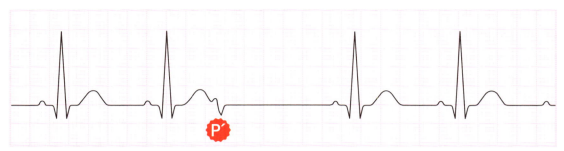

心電図の読み方 〈ブロックされた上室期外収縮〉

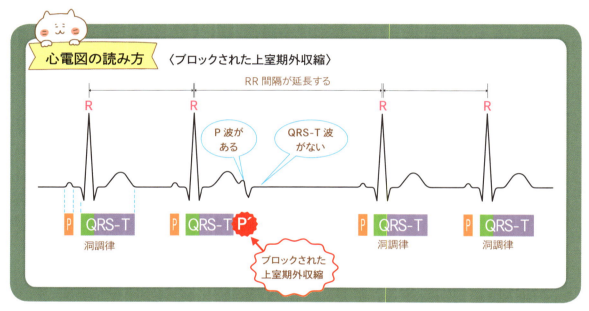

上の心電図の2拍目の終わりをよくみると、T波の下り部分にP´波がみられますが、続くQRS-T波はありません。このP´波は何でしょう？

心臓は、1拍の刺激が伝わって心室を収縮させた後に、次の刺激が来てもこれに反応できない一定の休み時間があります。これを不応期といいます。つまり、心臓は1拍収縮すると、不応期の間はどんなに刺激されても次の収縮ができないのです。この不応期のときに上室期外収縮が発生すると、どうなるでしょう。心室に刺激が伝わらないために、心電図ではQRS-T波があらわれず、P´波だけになってしまいます。これをブロックされた上室期外収縮（blocked PAC）といいます。

図1 心室内変行伝導を伴った上室期外収縮

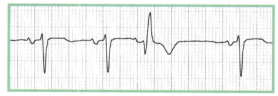

・ドクターからコメント

ちょっと難しいかもしれませんが、実際にはよくみかける心電図です。「P´波だけがあらわれる上室期外収縮」や、次ページの「右脚ブロックの形をした、幅広いQRS波の上室期外収縮」があるということを知っておいてください。

心室期外収縮に似た波形を読む

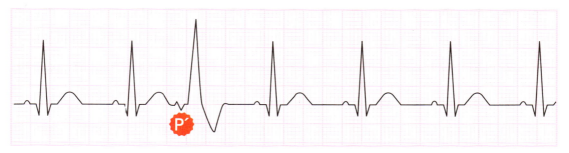

心電図の読み方　〈心室内変行伝導を伴った上室期外収縮〉

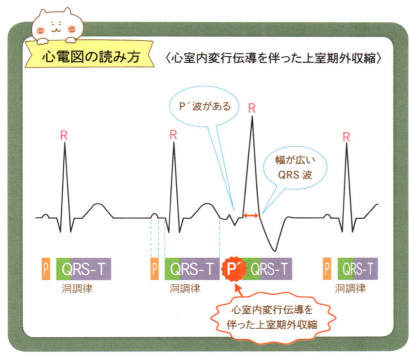

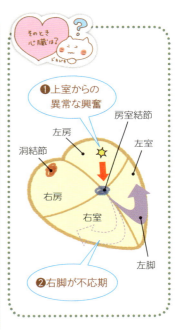

次に上の心電図の3拍目に着目しましょう。一見すると心室期外収縮のようにみえますが、よくみるとP´波を認めます。

心房から心室に伝わった刺激は、右室に向かう右脚と左室に向かう左脚に分かれて心室全体に伝わります。実はこの右脚と左脚の不応期の時間に違いがあります。通常は左脚に比べて右脚の不応期の時間のほうが長いため、右脚がまだ不応期のときに上室期外収縮の刺激が心室に伝わってくると、心室では右脚がブロックされてしまい、刺激は左脚のほうに伝わっていくことになります。

右脚がブロックされてしまうと、刺激が心室内を伝導するのに時間がかかってしまいます。この結果として心電図では、右脚ブロック（54ページ参照）の波形となってQRS波の幅が広がります。このような上室期外収縮を心室内変行伝導といいます（図1）。

心電図の3拍目の心室期外収縮のような波形は、P´波があって、通常の洞調律よりも早いタイミングで発生した期外収縮であることから、上室期外収縮とわかり、P´波に続くQRS波の幅が広いのは、心室内変行伝導のため、と考えます。

♥ 心房が細かくふるえるように動く

心房細動 atrial fibrillation：AF

緊急度 ★★☆

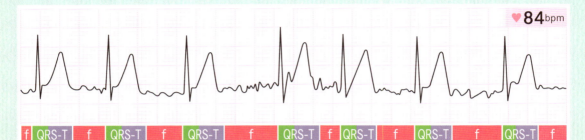

♥84bpm

心電図を読むポイント！
- P波がない
- 細かく不規則な基線の揺れ（f波：細動波）
- RR間隔が不整
- 幅の狭いQRS波（3mm未満）が、不規則にあらわれる

臨床で遭遇することの多い不整脈。基線が細かくふるえる様子をあらわすf波を覚えましょう。

心房細動ってなに？

　心房が細かくふるえるように動き、心拍が不規則になる不整脈が**心房細動**です。

　心房が無秩序に250～350拍/分、またはそれ以上の速さで不規則に興奮し、有効な心房の収縮が失われ、心房内、特に左心房に血栓を形成するため、脳をはじめとする諸臓器の塞栓症に注意が必要です（図1）。また、心拍数150拍/分以上の頻脈性心房細動は心不全増悪、40拍/分未満の徐脈性心房細動はめまいや失神、心不全増悪をきたします。

　加齢、飲酒、虚血や弁膜症などの心疾患、甲状腺機能亢進症などに加え、最近ではメタボリック症候群や慢性腎臓病、喫煙なども心房細動発症の危険因子とされ、近年の高齢化によって急増しています。

図1　経食道心エコー図で観察された左房の血栓

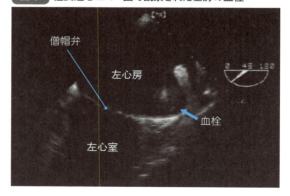

どんな心電図？

　心房細動は、心房の無秩序な興奮によって、心房が細かくふるえます。このため、洞調律でみられるような規則正しいP波はありません。代わりに、心房のふるえを示す<u>細かく不規則な基線の揺れ</u>がみられ、これを**fibrillation波（細動波）**、略して**f波**といい、心房細動に特徴的な所見です。

　また、f波の興奮のどれが心室に伝わるのかが一定していないため、<u>QRS-T波の出現は不規則</u>となり、<u>RR間隔が不整</u>になります。

　なお、QRS波やT波の形については、洞調律のときと同じです。

表1 心房細動の分類

種類	持続時間
発作性心房細動	7日以内に洞調律に回復する場合
持続性心房細動	7日以上持続する場合
永続性心房細動	薬物または電気的にも除細動できない場合
非弁膜症性心房細動	リウマチ性僧帽弁疾患、人工弁および僧帽弁修復術の既往のない場合
孤立性心房細動	60歳未満で臨床所見と心エコー図で高血圧を含めた心肺疾患がまったくない場合

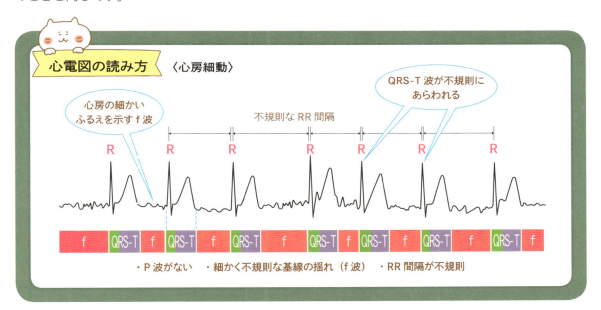

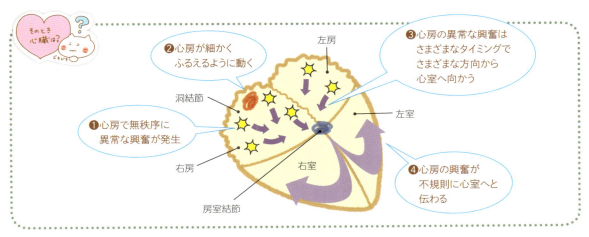

どんな症状？

発作性心房細動では、突然始まる動悸や胸部不快感、息切れなどの症状があらわれます。しかし発作が治まって洞調律に戻ると、こうした症状はすぐに改善してなくなります。一方、永続性心房細動では、多くの場合、自覚症状はほとんどありません。また、もともと洞結節の機能が悪い患者さんの場合は、発作性心房細動が停止して洞調律に戻るときに、数秒間の洞停止による心拍停止をきたし、ときに失神発作を起こすことがあります。このような場合を徐脈頻脈症候群（洞不全症候群Ⅲ型）といい、注意が必要です（164ページ参照）。

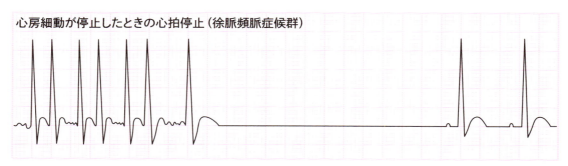

心房細動が停止したときの心拍停止（徐脈頻脈症候群）

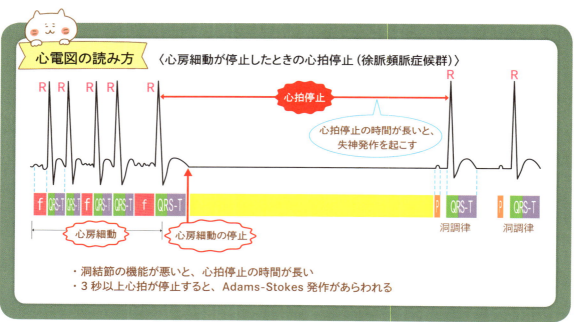

心電図の読み方 〈心房細動が停止したときの心拍停止（徐脈頻脈症候群）〉

- 洞結節の機能が悪いと、心拍停止の時間が長い
- 3秒以上心拍が停止すると、Adams-Stokes発作があらわれる

治療・対応はどうする？

心房細動を管理するうえで最も重要なのは、脳塞栓症予防のための抗血栓療法と、心不全予防のための心拍数調節です。一般に心房細動に対する抗血栓療法はワルファリンや直接作用型経口抗凝固薬（direct oral anticoagulants：DOAC）による抗凝固療法を行います。なかでも非弁膜症性心房細動では、個々の脳塞栓症のリスク評価を行ったうえで、適切な抗血栓療法を選択することが推奨されており、CHADS2スコアが活用されています。

● **CHADS2スコア**

うっ血性心不全（Congestive heart failure）、高血圧症（Hypertension）、高齢（Age≧75歳）、糖尿病（Diabetes Mellitus）、脳卒中（Stroke/TIA）の頭文字から名づけられたスコアで、うっ血性心不全、高血圧症、高齢、糖尿病の既往には各1点を、脳卒中の既往には2点を加え、合算します。点数が高いほど脳梗塞発症のリスクが高くなり、2点以上は抗凝固療法を行います。抗凝固療法には、注射や点滴で使用するヘパリンと、経口薬のワルファリンやDOACなどがあります。経口薬のDOACは非弁膜症性心房細動に適応があり、ワルファリンと比較して脳梗塞予防効果は同等かそれ以上、重大な出血発症率は同等かそれ以下、頭蓋内出血は著しく低下することが示され、CHADS2 スコア2点以上ではワルファリンと同様に「推奨」されています。特に腎機能低下がなく、抗凝固療法の適応である場合は、ワルファリンよりも「強く推奨」されており、近年急速に普及しています。

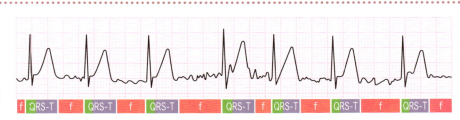

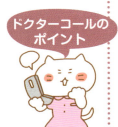

ドクターコールのポイント

- 規則正しいP波がなく、洞調律ではありません。
- 細かく不規則な基線の揺れであるf波（細動波）を認め、心房細動です。
- QRS波は不規則で、リズムは不整。心拍数は平均80～90拍/分。
- QRS波の幅は0.08秒、QS波や異常Q波は認めず、ST変化はなく、T波は陽性で正常。QT間隔は0.40秒、先行するRR間隔で補正したQTcも0.42秒と正常です。

POINT 心房細動の管理

心房細動では、脳塞栓症やうっ血性心不全、失神などに注意をしなければいけません。

①脳塞栓症への対応

心房細動になって心房が不規則に細かくふるえ、心房の有効な収縮がなくなると、心房内に血栓ができることがあります。この血栓が血流にのって心臓から飛び出すと、例えば脳へ向かう血管を詰まらせれば脳塞栓症になってしまいます。塞栓症の予防には、ワルファリンやDOACによる抗凝固療法が有効です。

②うっ血性心不全への対応

心房の収縮は心拍出量の10～20％にかかわっており、心房が細かくふるえて正常に収縮できないと、心拍出量は正常より10～20％低下します。また、心拍数が130拍/分以上の頻脈性心房細動が続くと、心拍出量はさらに減少し、うっ血性心不全をきたすことがあります。安静時心拍数110拍/分以下を目標に、ジヒドロピリジン系カルシウム拮抗薬やβ遮断薬を用いて、心拍数を調節する治療を行います。

③失神発作への対応

心拍数が40拍/分未満であるような徐脈性心房細動では、脳血流が低下してめまいや失神発作を生じる場合があります。また、もともと洞結節の機能が悪い場合、心房細動が停止して洞調律に戻るときに、数秒間にわたり洞結節からの刺激が停止して、著しい徐脈になることがあり、同様の症状があらわれます。

このような場合は、ペースメーカ植え込みを検討します。また、心拍数を遅くする薬剤を内服している場合は、薬剤の中止を検討します。

♥心房が粗く規則的に動く

心房粗動 atrial flutter：AFL

緊急度 ★★☆

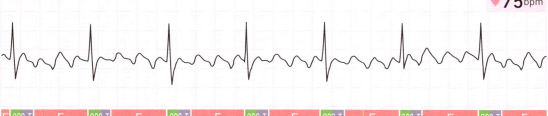

♥75bpm

心電図を読むポイント！
- P波がない
- ノコギリの歯のような規則的な粗動波（F波）
- 多くは規則正しいRR間隔
- おもにⅡ誘導でF波の形を判読

心房が粗く規則的に興奮する不整脈。ノコギリの歯のような、粗くジグザグした波形が特徴的です。

心房粗動ってなに？

　心房が粗く規則的に動く不整脈を**心房粗動（AFL）**といいます。心房細動では、基線の揺れが細かく不規則にあらわれるのに対し、心房粗動では基線が粗く規則的にはっきりと描かれます。この粗い規則的な基線の揺れを、**flutter波（粗動波）**、略して**F波**と大文字であらわします。

　心房粗動の多くは、右房と右室の間にある三尖弁の周りに発生する異常な興奮が、右房内を反時計回りに円を描くようにぐるぐると回転（リエントリー）して起こります。これを**通常型心房粗動**といいます。通常型心房粗動の心電図は、Ⅱ、Ⅲ、aVF誘導で下向き（陰性）のF波を認め、このジグザグした規則正しい波形は、ノコギリの歯のような波形にみえることから、日本語で**鋸歯状波**ともいわれます。

　このほか、異常な興奮が右房内を時計回りに回転して起こる場合や、左房内で起こる場合などがあり、これら**通常型以外**をまとめて**非通常型心房粗動**といいます。

●リエントリーについて

　異常な興奮が心筋内を旋回してぐるぐる回ることを**リエントリー**といいます。興奮がぐるぐる回るため、1回の刺激で何度も電気的興奮を繰り返し、頻拍性不整脈の原因となります。

・ドクターからコメント
心房粗動でみられる粗動波は、ノコギリの歯のようにみえます。

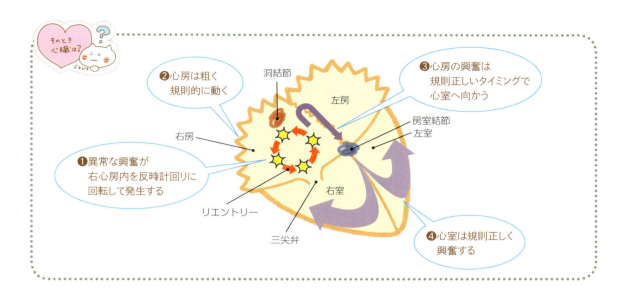

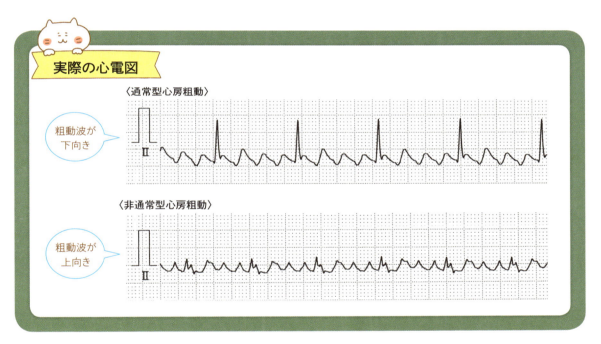

原因はなに？

　心房粗動が正常な心臓に生じることはまれで、僧帽弁弁膜症、三尖弁弁膜症、心筋症、心筋炎、肺疾患があって心臓に負荷がかかっている場合などに多くみられます。また、心臓手術の際に心房を切開してできた傷あとの周囲から発生する場合や、狭心症や心筋梗塞といった虚血性心疾患、先天性心疾患に合併してあらわれる場合もあり、その原因はさまざまです。

　このほか臨床の場でよくみかけるのが、心房細動の治療中にあらわれる心房粗動です。心房細動を洞調律に戻すために、Ⅰ群抗不整脈薬を使用している場合に、薬剤の影響で、もともとの心房細動が心房粗動に変化してしまうことがあります。心房粗動の患者さんをみたら、まず原因となりそうな疾患がないかを探ること、病歴や内服薬をチェックすることが大切です。

どんな心電図？

心房粗動は、異常な興奮が心房の中をぐるぐる回るリエントリーで発生します。このため心電図では心房内の異常な興奮を示す**粗動波（F波）**があらわれ、洞調律のときにみられるP波はありません。F波は規則正しく、ノコギリの歯のような形の粗い基線の振れとして記録され、基線には平らな部分がありません。

通常型心房粗動のF波の形は、ノコギリの歯のようないわゆる鋸歯状波で、Ⅱ、Ⅲ、aVF誘導で基線より下向きの陰性波を認めます。

心房の異常な興奮が心室に伝わる頻度は人によってさまざまですが、多くの場合、F波2～4拍に対して、QRS-T波が1拍の割合であらわれます。心房の興奮が規則的であるため、心室に伝わる興奮も規則正しく、QRS-T波はF波に対して一定の比率で規則的にあらわれます。

F波2拍に対してQRS-T波が1拍の割合であらわれる場合を**2：1伝導の心房粗動**、F波4拍に対してQRS-T波が1拍の割合であらわれる場合を**4：1伝導の心房粗動**といいます。このように、何拍のF波に対してQRS-T波が1拍あらわれるかで、**X対1（X：1）伝導の心房粗動**と表現します。多くの場合、F波は約300拍/分の頻度であらわれるため、2：1伝導では心拍数150拍/分、4：1伝導では心拍数75拍/分となります。2：1～4：1伝導の場合がほとんどですが、まれに1：1伝導のこともあり、1：1伝導では心拍数300拍/分となってしまい、心拍出量が著しく低下してショック状態となり、非常に危険です。特に2：1や1：1伝導の、著しい頻拍となる心房粗動では、F波がQRS-T波の間に重なって隠れてしまうため、心房粗動に特徴的なF波の所見がわかりにくくなってしまいます。心拍数が約150拍/分、または約300拍/分の著しい頻拍が突然起こる場合は、2：1伝導や1：1伝導の**心房粗動の可能性**があることを常に念頭におきましょう。

心電図の読み方　〈通常型心房粗動〉

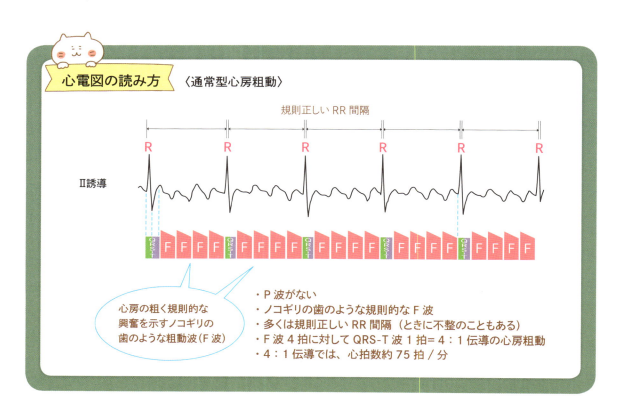

心房の粗く規則的な興奮を示すノコギリの歯のような粗動波（F波）

- P波がない
- ノコギリの歯のような規則的なF波
- 多くは規則正しいRR間隔（ときに不整のこともある）
- F波4拍に対してQRS-T波1拍＝4：1伝導の心房粗動
- 4：1伝導では、心拍数約75拍/分

危険な心房粗動に注意！

●1：1伝導の場合

1：1伝導の心房粗動のときには注意が必要です。約300拍/分の心房の異常な興奮が1：1で心室に伝導すると、心拍数は300拍/分となって非常に危険な状態に陥ります。心拍数が速くなりすぎて心臓のポンプ作業が空打ちの状態になり、急激に血圧が下がってショック状態となってしまいます。

●2：1伝導の場合

心拍数が約150拍/分の著しい頻拍となってしまうため、心機能が悪い場合や、長く続く場合は、心不全やショック状態になってしまいます。早急に適切な治療を始めるためにも、心電図をきちんと判読できることが重要です。

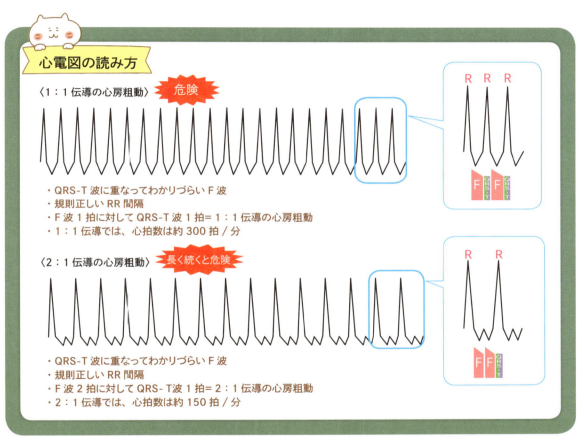

心電図の読み方

〈1：1伝導の心房粗動〉 **危険**

- QRS-T波に重なってわかりづらいF波
- 規則正しいRR間隔
- F波1拍に対してQRS-T波1拍＝1：1伝導の心房粗動
- 1：1伝導では、心拍数は約300拍/分

〈2：1伝導の心房粗動〉 **長く続くと危険**

- QRS-T波に重なってわかりづらいF波
- 規則正しいRR間隔
- F波2拍に対してQRS-T波1拍＝2：1伝導の心房粗動
- 2：1伝導では、心拍数は約150拍/分

どんな症状？

心房粗動になると心拍数が突然速くなり、動悸や息切れ、胸部不快感、全身倦怠感などの症状があらわれます。永続性心房細動と違って、慢性的に長く続く心房粗動はあまりありません。発作的に発生し、突然停止して治る、比較的強い症状を自覚する不整脈です。

●1：1伝導の場合

すぐにショック状態となって意識の低下や失神を起こすことがあり、特に注意が必要です。

●2：1伝導の場合

この状態が続くと血圧低下や心不全を起こし、呼吸困難などの症状があらわれます。

治療・対応はどうする？

　心房細動と違い、心房粗動の心拍数コントロールは難渋します。適切な処置ができないと、2：1伝導や1：1伝導の危険な心房粗動が起こります。心電図モニターによる厳重な監視を行いましょう。

●2：1伝導の場合
　β遮断薬やカルシウム拮抗薬を用いて心拍数を下げる治療を行います。投薬治療による効果が得られない場合や、心機能が悪く血行動態が悪化するような場合は、電気的除粗動を行います。医師の判断で抗不整脈薬を使用することもありますが、心拍数が急激に上昇して危険な状態になることがあるため、心電図モニターによる監視だけでなく、必ず電気的除細動器や救急カートなどの急変に備えた準備をしておきましょう。

●発作が頻回に起こる場合
　投薬で治りが悪い場合は、高周波カテーテルアブレーション治療を行います。心房粗動で血栓塞栓症が発生する頻度は心房細動の約1/3で、長く続く場合や心不全があるときは、ヘパリンやワルファリンによる抗凝固療法を行います。

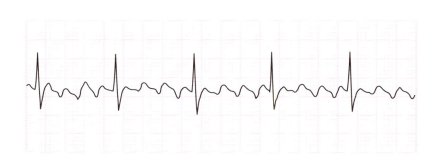

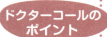
ドクターコールのポイント

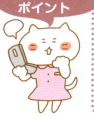

- 規則正しいP波がなく、ノコギリの歯のような規則的な粗動波を認め、心房粗動です。
- リズムは整で、QRS波は粗動波4拍につき1回出現しているため、4：1伝導の心房粗動、心拍数は75拍/分です。
- QRS波の幅は0.08秒で、QS波や異常Q波は認めません。12誘導心電図を記録するので、確認をお願いします。

●ドクターからコメント

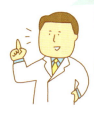

　右房内の異常な興奮の旋回が反時計方向のときは、Ⅱ、Ⅲ、aVF誘導で陰性の粗動波、つまり鋸歯状波が描かれ、これが通常型心房粗動です。一方、Ⅱ、Ⅲ、aVF誘導で陽性の粗動波を認めるときは、非通常型心房粗動です。しばしば開心術の既往がある患者さんに心房粗動を認め、心房壁の切開した痕や瘢痕組織を異常な興奮が周回して発生します。頻拍の心拍数調節ができるか、血行動態は安定しているか、基礎疾患の状態はどうか、血栓塞栓症のリスクはどうか、治りやすさはどうか、などを考慮して治療法を決定します。

発作性上室頻拍

♥突然脈が速くなり、突然治まる

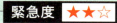

緊急度 ★★☆

1. 房室結節リエントリー性頻拍　atrioventricular (AV) nodal reentrant tachycardia：AVNRT

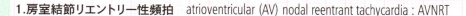 ♥150bpm

2. 房室回帰性頻拍　atrioventricular (AV) reciprocating tachycardia：AVRT

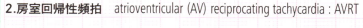 ♥150bpm

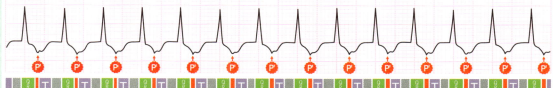

心電図を読むポイント！

- 頻拍が突然始まる
- QRS波の幅は狭い（3mm未満）
- QRS-T波のリズムは規則正しい
- RR間隔は規則的
- 心拍数150拍/分以上

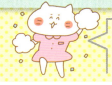
心拍が規則的に速くなる不整脈です。QRS波の幅が狭いところに注目しましょう。

発作性上室頻拍ってなに？

　発作性上室頻拍は、頻拍が心室より上のほう（上室）から発生します。その発作は突然始まって、心拍数が150〜250拍/分になり、しばらくすると突然治まります。この不整脈は、心臓内を異常な興奮が速いスピードで規則的にぐるぐる回って発症するため、心拍のリズムは速く規則的になります。この異常な興奮がぐるぐる回ることをリエントリーとか回帰性といい、心臓のどこを通るのかによって、**房室結節リエントリー性頻拍**と**房室回帰性頻拍**の2種類に分類されています。12誘導心電図を記録すると、P´波のあらわれるタイミングや形から、これらを鑑別することができます。

原因はなに？

発作性上室頻拍の約1/3は健常者にみられ、過労、不眠、ストレス、カフェインなどが原因としてあげられます。そのほか、WPW症候群や甲状腺機能亢進症、リウマチ性心疾患、高血圧性心疾患、虚血性心疾患などにもみられます。特に重要なのがWPW症候群で、発作性上室頻拍のなかでも房室回帰性頻拍を引き起こします（147ページ参照）。

どんな心電図？

心拍数は150～200拍/分の場合がほとんどです。

上室から発生する不整脈なので、QRS波の幅は狭く（≦0.10秒、3mm未満）、異常な興奮が規則正しくぐるぐる回って発生するため、QRS波のリズムも規則正しく、RR間隔は規則的です。

●房室結節リエントリー性頻拍の場合

房室結節内に2つの伝導路が存在し、この2つの伝導路を異常な刺激がぐるぐる回って発生します。異常なぐるぐる回る興奮は、房室結節のなかにある小さな回路を、下から上に速いスピードで逆行性に向かうため、心室と心房がほぼ同時に興奮します。このため、心電図

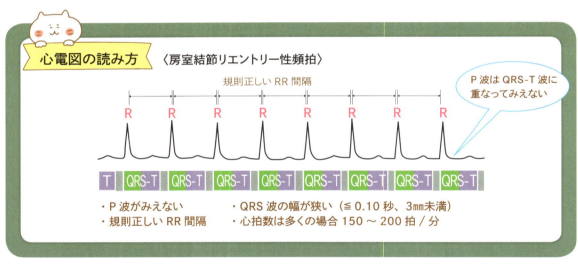

心電図の読み方 〈房室結節リエントリー性頻拍〉

- P波がみえない
- 規則正しいRR間隔
- QRS波の幅が狭い（≦0.10秒、3mm未満）
- 心拍数は多くの場合150～200拍/分

P波はQRS-T波に重なってみえない

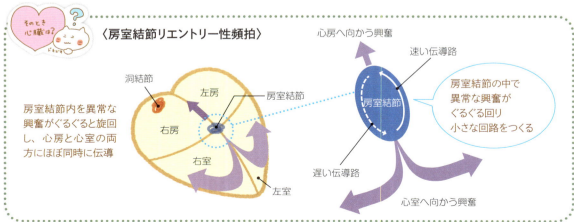

〈房室結節リエントリー性頻拍〉

房室結節内を異常な興奮がぐるぐると旋回し、心房と心室の両方にほぼ同時に伝導

房室結節の中で異常な興奮がぐるぐる回り小さな回路をつくる

はQRS波があらわれた直後に、ほぼ同時に心房が興奮するため、心房の興奮を示すP´波はQRS-T波に重なってみえません。明らかなP´波のみえない心拍数150〜200拍/分の幅の狭い規則的なQRS波の頻拍は、**房室結節リエントリー性頻拍**を疑いましょう。

●**房室回帰性頻拍の場合**

WPW症候群（182ページ参照）にみられ、心房から発生した興奮が、房室結節を通って心室に伝導し、その後心房と心室の間にあるWPW症候群の副伝導路を逆行しながら心房に伝わり、こうやって大きく回る回路が発生します。このため心電図ではQRS波の直後、T波に重なって心房の興奮を示す変形したP´波がみられます。このときにみられるP´波のことを**逆行性P波**といい、正常の洞調律でみられる洞結節から発生したP波とは違った形をしています。

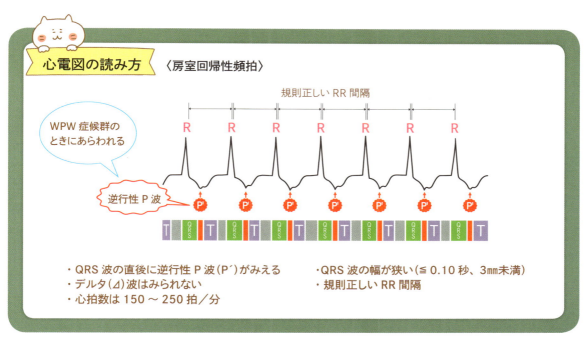

心電図の読み方 〈房室回帰性頻拍〉

- QRS波の直後に逆行性P波（P´）がみえる
- デルタ（Δ）波はみられない
- 心拍数は150〜250拍/分
- QRS波の幅が狭い（≦0.10秒、3mm未満）
- 規則正しいRR間隔

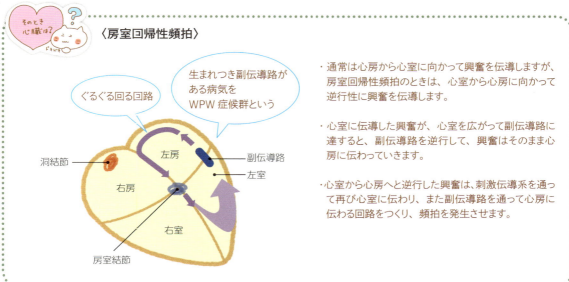

〈房室回帰性頻拍〉

- 通常は心房から心室に向かって興奮を伝導しますが、房室回帰性頻拍のときは、心室から心房に向かって逆行性に興奮を伝導します。
- 心室に伝導した興奮が、心室を広がって副伝導路に達すると、副伝導路を逆行して、興奮はそのまま心房に伝わっていきます。
- 心室から心房へと逆行した興奮は、刺激伝導系を通って再び心室に伝わり、また副伝導路を通って心房に伝わる回路をつくり、頻拍を発生させます。

どんな症状？

　ぐるぐる回る異常な興奮が突然始まるため、突然動悸などの症状があらわれます。そしてこの興奮が突然途切れると発作は治まり、症状もピタッと止まります。バイタルサインが大きく変化することはまれですが、心拍数が極端に速くなると、心臓のポンプ作業が空打ちになって、血圧低下やめまい、意識低下などの症状があらわれます。

　また心機能が悪い場合や頻拍発作が長時間続く場合は、心不全になって、呼吸が苦しくなることもあります。突然始まり突然治まる動悸で、心房細動や心房粗動などの不整脈も同様の症状のため、症状だけからこれらを鑑別することはできません。診断には、いち早く心電図を記録することが大切です。

治療・対応はどうする？

　発作性上室頻拍は、房室結節リエントリー性頻拍も房室回帰性頻拍も、異常な興奮がぐるぐる回る回路の通り路の一部に房室結節があることから、房室結節の伝導を抑制する治療が有効です。

　房室結節の伝導を抑制する方法としては、息をこらえてもらうバルサルバ法や頸動脈マッサージ、眼球を圧迫する方法、冷たい水に顔をつける方法などがあり、これらの迷走神経（副交感神経）刺激法を上手に行うと、発作がピタッと止まることがあります。

　薬物療法では、カルシウム拮抗薬やβ遮断薬、ATPなどを投与します。発作が頻回にあらわれる場合は、カテーテルを用いて回路の一部を焼灼する高周波カテーテルアブレーション治療を行う場合もあります。回路の一部を焼灼できれば、発作性上室頻拍を完治させることができます。モニター心電図を記録する場合は、P波とQRS波をはっきりさせるためにNASA誘導やV5変法誘導、CM5誘導が適していますが（25ページ参照）、同時に12誘導心電図も記録することが重要です。

図1　発作性上室頻拍の心電図

〈房室結節リエントリー性頻拍〉

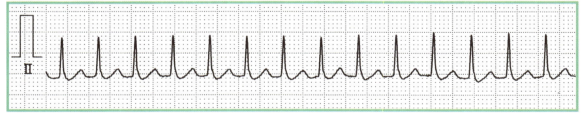

〈房室回帰性頻拍〉

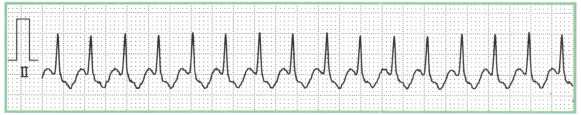

〈房室結節リエントリー性頻拍〉

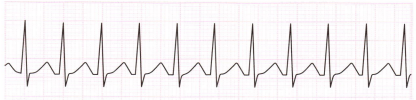

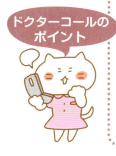

ドクターコールのポイント

- P波がみえないため、洞調律ではありません。
- リズムは整で、心拍数は150拍/分です。
- QRS波の幅は狭く0.08秒、QS波や異常Q波は認めません。QRS波の幅が狭く、心拍数150拍/分の規則正しい頻拍で、細動波や粗動波を認めないので、発作性上室頻拍が疑われます。
- 非発作時の心電図ではデルタ波の所見はなく、WPW症候群を疑わせる所見はありません。さらに頻拍発作時のモニターでは、P波はQRS波に重なってみえないため、房室結節リエントリー性頻拍が疑われます。
- 12誘導心電図を記録するので、確認をお願いします。

〈房室回帰性頻拍〉

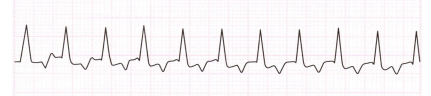

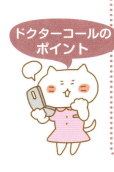

ドクターコールのポイント

- P波がみえないため、洞調律ではありません。
- リズムは整で心拍数は150拍/分、QRS波の幅は0.08秒と狭く、QS波や異常Q波は認めません。また細動波や粗動波は認めないので、発作性上室頻拍が疑われます。
- 非発作時の心電図ではデルタ波を認め、WPW症候群と診断されています。
- 頻拍の際のモニターは、QRS波の直後に逆行性P´波の所見を認めており、房室回帰性頻拍が疑われます。
- 12誘導心電図を記録するので、すぐに確認をお願いします。

心室が速く、異常に興奮する
心室頻拍 ventricular tachycardia：VT

緊急度 ★★★

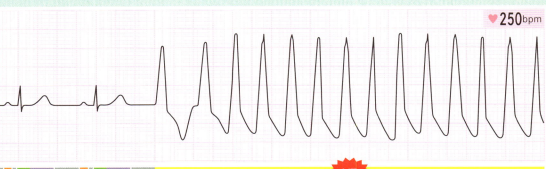

♥250bpm

| P | QRS-T | P | QRS-T | VT |

心電図を読むポイント！
- 心室期外収縮の波形が3連発以上続いて発生
- QRS波の幅が広い（≧0.12秒、3mm以上）
- QRS波とT波が逆向きになる
- RR間隔は規則性がない
- 心拍数100～250拍/分

心拍数が速く、QRS波の幅が広くて、T波が逆向きにえぐれた波形が続いたら、とても危険な不整脈です。素早く対応しましょう。

心室頻拍ってなに？

心室期外収縮の波形が3連発以上連続して発生し、心拍数が100～250拍/分となるのが**心室頻拍（VT）**です。

心筋梗塞や心筋症などの基礎心疾患がある場合に発生することが多く、なかでも心機能が低下している患者さんに発生すると、すぐに血圧低下やショック状態に陥り、さらに危険な心室細動に移行して突然死することがあります。

● **心室頻拍の分類**

持続時間やQRS-T波の形によって、表1のように分類されています。

心室期外収縮の連発は、大きく目立った波形であらわれるため、まるで心臓がよく収縮してたくさんの血液を拍出しているようにみえます。しかし実際には心室が空打ちになり、血液はほとんど拍出されません。長く続く場合や心拍数が速い場合は、血行動態が急激に悪化してしまいます。命にかかわる危険な不整脈であり、瞬時に正しく心電図を診断することが救命の鍵となります。

表1 心室頻拍の種類と特徴

非持続性心室頻拍（nonsustained VT）	30秒以内に停止する場合
持続性心室頻拍（sustained VT）	30秒以上持続する場合や、それ以内でも停止処置を必要とする場合
単形性心室頻拍	同じ形のQRS-T波が連発する場合
多形性心室頻拍	1拍ごとに異なった形のQRS-T波が連発する場合
特発性心室頻拍	特に基礎疾患がない場合

原因はなに？

心筋梗塞や心筋症などの心疾患には、心筋の中に線維化した異常部位があります。この異常部位では興奮の伝導障害があって、刺激の伝導が極端に悪く遅くなります。このため、正常な心筋との間に異常な興奮がぐるぐる回るリエントリーが発生し、心室頻拍が発生します。

一方、特に基礎疾患がない特発性心室頻拍は、自発的に異常な興奮を発生する心筋があり、そこから発生します。代表的なのが左脚ブロック（55ページ参照）のQRS波形の心室頻拍で、右室（流出路の辺り）から発生します。

また、右脚ブロック（54ページ参照）のQRS波形の心室頻拍は、リエントリーによって左室（後壁の辺り）から発生することが知られています。その他、電解質異常や薬剤性などが原因としてあげられます。

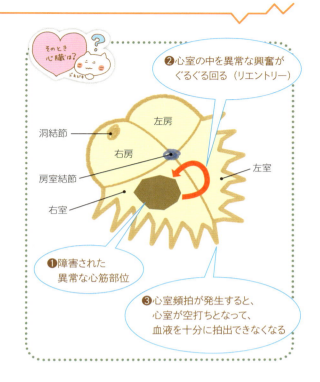

どんな心電図？

心室期外収縮の波形が3連発以上連続して発生します。心室から発生するためP波がなく、QRS波とT波が逆向きになるという特徴があります。幅広いQRS波（≧0.12秒、≧3mm）がみられ、心拍数は100拍/分以上ですが、多くの場合150〜200拍/分以上の著しい頻拍になります。

心室頻拍のRR間隔は不規則なものもあり、一定の決まりはありません。QRS波の形も同じ波形が続く単形性心室頻拍、次々と波形が変化する多形性心室頻拍などがあります。頻拍中のQRS-T波と無関係にP波が確認できれば、P

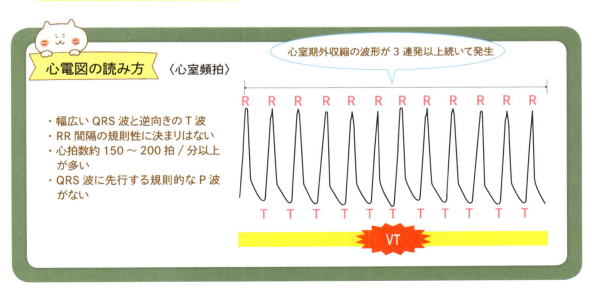

波を無視して心室が異常な興奮を繰り返していることがわかり、心室頻拍の診断の手がかりとなります。

心室頻拍は一刻を争う危険な不整脈であり、速やかに治療を開始する必要があります。すぐに正しく診断できるよう、心電図の特徴をしっかりと頭に入れておきましょう。

どんな症状？

心室頻拍が発症すると、動悸や胸部不快感があらわれます。なかでも心筋梗塞や心筋症などの基礎心疾患があって、特に心機能が低下している場合は、頻拍のために心臓のポンプ作業が空打ちになって心拍出量は著しく低下します。その結果、すぐに血圧低下によるショック状態、脳血流の減少による意識低下、失神、心不全などを引き起こします。

たとえ意識障害などの症状があらわれなくても、血圧が低下して血行動態に重篤な悪影響を及ぼし続ければ、さらに危険な心室細動（155ページ参照）に移行し、突然死することもあるため、自覚症状の程度にかかわらず注意が必要です。

治療・対応はどうする？

心室頻拍をみつけたら、ドクターコールしてすぐに患者さんのところに駆けつけます。自分ひとりでどうにかしようとせず、周りのスタッフに声をかけて協力してもらい、心電図を記録する係、急変に備えて救急カートを用意する係、カルテを記録する係、家族に連絡する係など、役割分担をして連携よく対応します。特にベッドサイドでは意識状態の確認が重要です。

● 意識がはっきりしている場合

脳血流が保たれ、血行動態はある程度維持されていると考えることができます。このようなときは、抗不整脈薬を用いた薬物療法を行います。

● 意識がない場合

バイタルサインを確認するまでもなく、ショック状態を疑ってかかりましょう。触診によって脈拍が触れなければ、緊急事態です。すぐに胸骨圧迫（心臓マッサージ）を開始し、BLS（一次救命処置）、ACLS（二次救命処置）を始め、電気的除細動器で直流通電（direct current：DC）を行います（154ページ参照）。血行動態が不安定な場合や、基礎心疾患がある場合は、再発の予防、治療のために植込み型除細動器（ICD）が有効です。

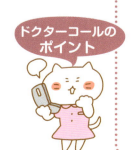

ドクターコールのポイント

・VT です。
・単形性で心拍数は約 200 拍／分
・ベッドサイドに急行して、バイタルサインを確認します。すぐにこちらに向かってください。

ドクターからコメント

意識はありますか？
脈拍は触れますか？
呼吸はありますか？
落ち着いて確認を。

torsade de pointes：TdP（トルサードドポアント）

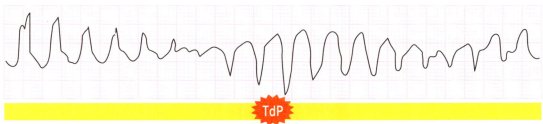

　心室頻拍のなかで、**torsade de pointes**（トルサードドポアント）と名づけられた<u>非持続性多形性心室頻拍（倒錯型心室頻拍）</u>があります。

　この心室頻拍は<u>QRS波形が基線を中心にね</u>じれるようにあらわれるもので、非常に特徴ある形をしています。女性に多く、持続時間は数秒以内で自然停止しますが、心拍数200拍/分を超えることが多く、失神などの強い自覚症状があらわれます。<u>全体の約10％は心室細動に</u><u>移行して、突然死することもあり、注意が必要</u>です。

　<u>QT延長</u>（108ページ参照）が原因で発生し、先天性の遺伝子異常や、後天性の場合は<u>抗不整脈薬</u>や向精神薬などの<u>薬剤性、徐脈、電解質異常</u>などがあげられます。後天性のQT延長によって発生する場合は、QT延長の原因が改善されれば予後は良好です。

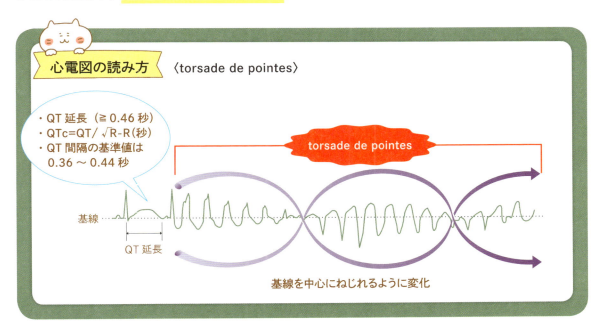

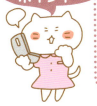

- torsade de pointes を認めました。
- もともと発作性心房細動があり、<u>Ⅰ群抗不整脈薬を内服中</u>ですが、現在は洞調律で、その後不整脈は認めておりません。
- 12誘導心電図を記録して、QT延長を確認します。また、<u>電解質異常などの評価も</u>必要かと思いますので、血液検査のオーダーをお願いします。

電気的除細動器ってなに？

意識を失うような心室頻拍や心室細動の治療には、電気的除細動が最も効果的です。患者さんの体表面から心臓に強い電気をごく短時間通電し、心臓の異常な興奮をリセットして頻拍を停止させる方法です。直流通電（direct current：DC）を行うことから、DCショックともいわれています。

通常の電気的除細動器には心電図モニターがついているので、この心電図モニターの波形をみながら除細動施行を決定します。

通電する電気エネルギーの出力を設定し、チャージスイッチを押して充電の完了を確認した後、パドルを除細動器から取りはずして十分にゼリーをつけます。パドルは胸骨柄と左乳頭下心尖部領域に心臓を挟み込むようにあて、次いで通電ボタンを押して通電します（図1）。

通常、危険な不整脈である心室頻拍や心室細動に用いる場合は、200～360J（ジュール）という強い電流を体表から通電するため、患者さんは強い痛みを自覚し、皮膚に軽い火傷を起こしてしまいます。このため意識がある患者さんには麻酔薬を投与して、意識をなくしてから行います。

自分や周囲の人が患者さんやベッドに触れていると感電する恐れがあるため、必ず離れていることを確認してから行いましょう。

一般に、心室細動や心房細動に対する通電を除細動（defibrillation）、その他の不整脈に対する通電をカルディオバージョン（cardioversion）といいます。

図1 電気的除細動器（左）とパドルの位置（右）

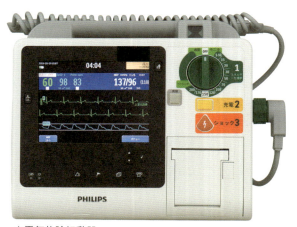

▲電気的除細動器

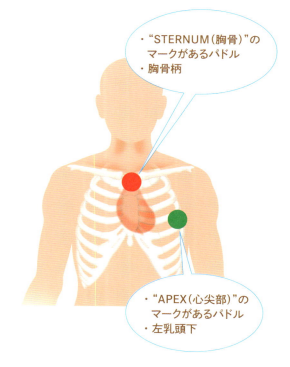

・"STERNUM（胸骨）"のマークがあるパドル
・胸骨柄

・"APEX（心尖部）"のマークがあるパドル
・左乳頭下

♥ 心室が細かくふるえるように動く

心室細動 ventricular fibrillation : VF

緊急度 ★★★

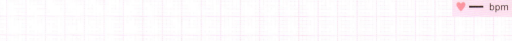

VF

心電図を読むポイント!
- P波、QRS-T波がまったく確認できない
- 細かな波形が不規則に揺れている
- まっすぐ平らな基線がない

患者さんの死にかかわる、すべての不整脈の中で最も危険な不整脈。緊急時の対応をセットにして覚え、スムーズに対応しましょう。

心室細動ってなに？

心室細動（VF）とは「心室が細かくふるえるように動く」不整脈です。名前は心房細動と似ていますが、危険性はまったく異なり、すべての不整脈の中で最も危険な不整脈です。心室細動は突然死の原因の多くを占め、心室細動＝死といっても過言でなく、すぐに診断して治療を始めなければ患者さんは助かりません。

心室細動が発生すると、心室は無秩序に細かくふるえるように動くだけとなり、血液をしっかり拍出するための有効な収縮や拡張ができなくなってしまいます。このため、あっという間に心拍出量はゼロとなり、5～10秒で脳の血流不足による失神や痙攣を起こし、約3分で脳死、それ以上続くと短時間のうちに死に至ります。

心室細動は、心室の心筋細胞がばらばらに興奮し、心室全体が無秩序に細かくふるえるだけとなってしまうため、心臓は血液を送り出すという正常なポンプの役目を果たせなくなり、突然死、ときに瞬間死の原因となってしまうのです。

・ドクターからコメント

心室細動が発生すると、5～10秒で失神、痙攣をきたします。ですから心電図モニターで心室細動を確認してすぐにベッドサイドまで走ったとしても、患者さんはすでに痙攣発作を起こしている状態です。こう考えると、心室細動がいかに恐ろしい不整脈かよくわかりますね。

原因はなに？

ほとんどの**心室細動**は、心臓に何らかの基礎疾患があって、心臓全体が電気的に不安定な状態の場合に発生します。このほか、torsade de pointesや心室頻拍などの不整脈も心室細動を引き起こす原因となります。また、明らかな心疾患がなくても心室細動が発生することもあり、注意が必要です。なかでも安静時の12誘導心電図で、右脚ブロックとV1誘導のST上昇がある人の中に、ごくまれに心室細動が発生することがあり、**Brugada（ブルガダ）症候群**（160ページ参照）として知られています（表1）。

心室細動が発生するしくみには諸説ありますが、一般的には心室に発生した異常な興奮が心室内をぐるぐる旋回し、複数のリエントリーが発生するためと考えられています。心室のさまざまなところで異常な興奮が発生し、それらが心室全体をぐるぐる旋回することで、心室細動が起こります。

表1 心室細動の主な原因

基礎疾患	心筋梗塞、心筋症、心不全、心筋炎、電解質異常　など
不整脈	心室頻拍、torsade de pointes、R on T型心室期外収縮　など
その他	Brugada症候群、QT延長　など

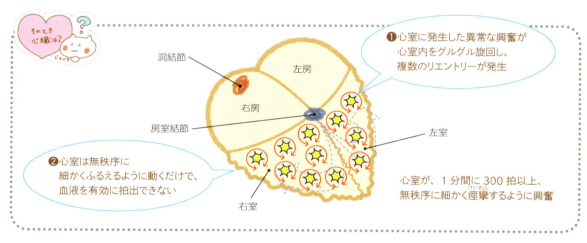

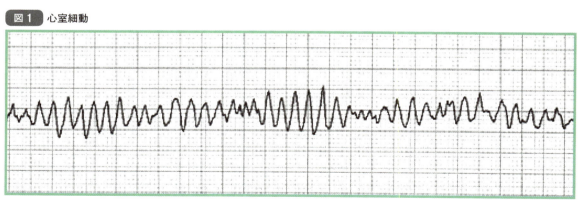

図1 心室細動

どんな心電図？

　心室細動は心室が無秩序にふるえるように興奮した状態ですから、心電図ではQRS-T波がまったく確認できず、細かく揺れているだけの波形となります。

　正常の洞調律では、心電図の基線がまっすぐ平らな部分がありますが、心室細動では、心室のさまざまなところから絶えず異常な興奮が無秩序に発生しているため、心電図にはまっすぐ平らな基線がなく、ただ不規則に揺れるのみの波形となってしまいます。

　発症直後は粗く大きな波形ですが、すぐに細かく小さな波形に変化し、放置すると心静止をきたします。

　心室細動は、波形の振幅が0.2mV（2mm）以上あるうちは、約30％の生存蘇生率があるとされますが、振幅が0.2mV（2mm）より小さくなると、生存蘇生率は約5％となってしまいます。

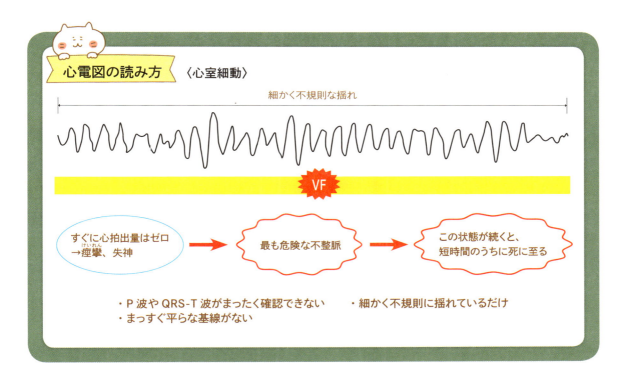

心電図の読み方　〈心室細動〉

細かく不規則な揺れ

VF

すぐに心拍出量はゼロ
→痙攣、失神

→　最も危険な不整脈　→　この状態が続くと、短時間のうちに死に至る

・P波やQRS-T波がまったく確認できない
・まっすぐ平らな基線がない
・細かく不規則に揺れているだけ

●ドクターからコメント

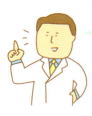

　モニター心電図をつけた患者さんが食後に歯をみがいていると、ひじが電極にブルブル当たり、まるで心室細動に似た波形があらわれることがあります。
　ベテランになると、こういった波形に慣れてしまい、あまり敏感に反応しなくなってしまう場合もあるようです。ベテランの人ほど初心を忘れず、勘違いをして見過ごすことのないよう注意してください。危険な波形をみつけたときは、まずは患者さんのもとへ駆けつける習慣が大切です。

どんな症状？

心室細動が発生すると、どんなに心機能がよい人でも、発生直後に心拍出量はほぼゼロとなってしまいます。すぐに意識が低下して脈拍も触知できなくなり、失神や痙攣（けいれん）を起こし、この状態が続くと、短時間のうちに死に至ります。

意識レベルや呼吸の有無、頸動脈で脈拍を確認し、速やかにBLS（一次救命処置）、ACLS（二次救命処置）を始めます。

治療・対応はどうする？

心室細動が発生したら、すぐにベッドサイドに急行すること。同時にスタッフにも声をかけ、救急蘇生のための準備を行いましょう。ドクターコールする係、救急カートを用意する係、電気的除細動器やAED（159ページ参照）を準備する係、カルテを記録する係など、うまく役割分担をして速やかに行動しなければいけません。

●ベッドサイドに急行時の救急措置
・直ちにバイタルサインを確認します。
・患者さんが失神しているときは、すぐに呼吸の有無や頸動脈で脈拍を確認します。
・速やかにBLS、ACLSを始めます。

・アドバイス
チームワークが重要です。慌てず速やかに行動するためには、十分トレーニングして普段からこのような事態に備えましょう。

心室細動に電気的除細動を行うときのポイント

心室細動に対する最も有効な治療は、電気的除細動です。電気的除細動は、患者さんの体表面から心臓に強い電気をごく短時間通電し、心臓の異常な興奮をリセットする方法です。

心室細動に対して電気的除細動器を使うときは、QRS波に同期する通常の設定から、QRS波に同期しない「非同期モード」に設定変更して通電します（図2）。

通常、心室細動以外の不整脈に対して電気的除細動を行うときは、モニターのQRS波に同期して通電する「同期モード」で行います。これはQRS波と無関係に通電してしまうと、かえって心室細動を誘発してしまうことがあるからです。しかし心室細動のときは、はっきりしたQRS波がわからないため、QRS波同期モードになっていると、除細動器がQRS波を認識できず、通電できません。多くの電気的除細動器では、モニターの横あたりに、この同期モードの設定を変更するボタンがあります。電気的除細動を行うときは、このボタンを非同期モードに設定することがポイントです。

図2 電気的除細動器

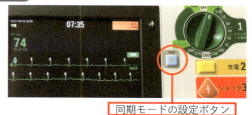

同期モードの設定ボタン

・ドクターからコメント
一般的に心室細動発生後、電気的除細動を行うまでの時間が1分経過するごとに、救命率は約10％ずつ低下します。

AED（自動体外式除細動器）ってなに？

近年医療施設以外の空港や駅、会社、ホテル、スポーツジムなどで自動体外式除細動器（automated external defibrillator：AED）をみかけることが多くなりました。

AEDとは、医師や看護師などが使用する電気的除細動器ではなく、一般の人でも使うことができる除細動のための機器のことです。医療スタッフが使用する電気的除細動器は、内蔵されている心電図モニター波形を確認しながら通電ボタンを押し、除細動を決定します。一方、AEDは通常、心電図モニターが内蔵されておらず、これらの過程をAED本体が自動的に判断して除細動を行います。

AEDは心室細動と無脈性心室頻拍のみに通電を行うしくみになっていて、完全な心静止や洞調律、心房細動などには作動しません。

使用者はAEDの電源を入れ、倒れた人に意識がないことを確認したうえで、胸に電極をはりつけ、コードを接続します。そして「判定しています」「患者から離れてください」「ボタンを押してください」といった音声による指示どおりに動作を行うと、心室細動や無脈性心室頻拍の場合に自動的に通電を行うことができます（図3）。

使用者は心電図を判読する必要がなく、医療施設以外の場所で予期せぬ発作に見舞われた患者さんに対して救命率を上げています。

最近では病棟や検査室などにAEDを常備している病院も増えていますが、AEDは除細動するまでに時間がかかり、患者さんから離れ、胸骨圧迫（心臓マッサージ）を中断しなければいけません。医療施設内であれば、ぎりぎりまで胸骨圧迫を行い、速やかに電気的除細動器による通電ができるよう心がけておきたいものです。

図3 AEDの使い方

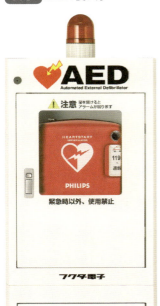

1 電源を入れます。

2 胸部を露出させます。

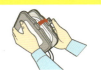
3 グレーのパッド・ケースを開けます。

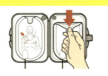
4 各パッドをはがします。

5 胸部にパッドを装着します。（成人の場合）

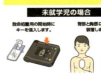
6 胸部にパッドを装着します。（未就学児の場合）

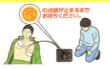
7 解析中です…身体に触れないでください。

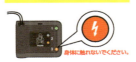
8 点滅しているオレンジのショック・ボタンを押します。

9 心肺蘇生法の手順が必要な場合は、点滅している青いボタンを押します。

Brugada症候群

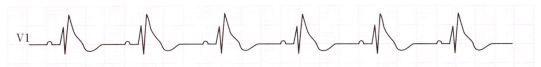

V1-3誘導で右脚ブロックの形のQRS波（54ページ参照）と、上に凸の入り江のような形のcoved型、または下に凸の馬の鞍のような形のsaddleback型のST上昇を認め（図4）、心室細動を発症して突然死する疾患をBrugada症候群といいます。Brugada症候群には失神や心室細動などによる症状を伴う有症候群と、典型的な心電図変化があっても症状のない無症候群があります。突然死の家族歴がある場合や、失神など、意識を失ったことがある有症候群の場合には特に注意が必要で、なかでも心室細動例の予後は不良です。一方、突然死の家族歴がなく、無症候群の場合の予後は良好で、このような場合の心電図所見をBrugada型心電図といいます。

❤心電図　V1-3誘導のST異常のタイプから、3タイプに分類されています。QRS波の終わりでST部分の始まりの点をJ点といい、このJ点で0.2 mV以上の上昇がありcoved型でT波が陰転している場合をタイプ1、ST部が0.1 mV以上上昇していてsaddleback型の場合をタイプ2、ST上昇が0.1 mV未満でsaddleback型またはcoved型の場合をタイプ3といいます。心電図を記録するときに、通常のV1-2誘導を1〜2肋間上で記録すると、典型的なST異常がより明らかとなる場合があり、診断に役立ちます。

❤特徴と予後　タイプ1の有病率は学童で0.005％、成人では0.1〜0.3％で、加齢とともに増加します。発症率は年間14〜15人/10万人、平均発症年齢45歳と、比較的若年から中年の男性に多く発症し、突然死は年間0.5％前後の頻度と考えられています。

図4　Brugada症候群のタイプ

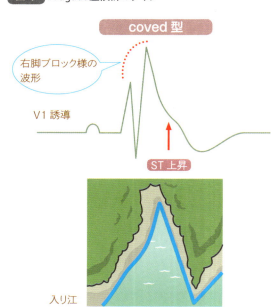
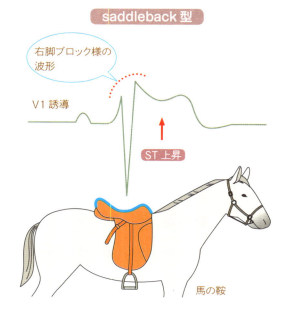

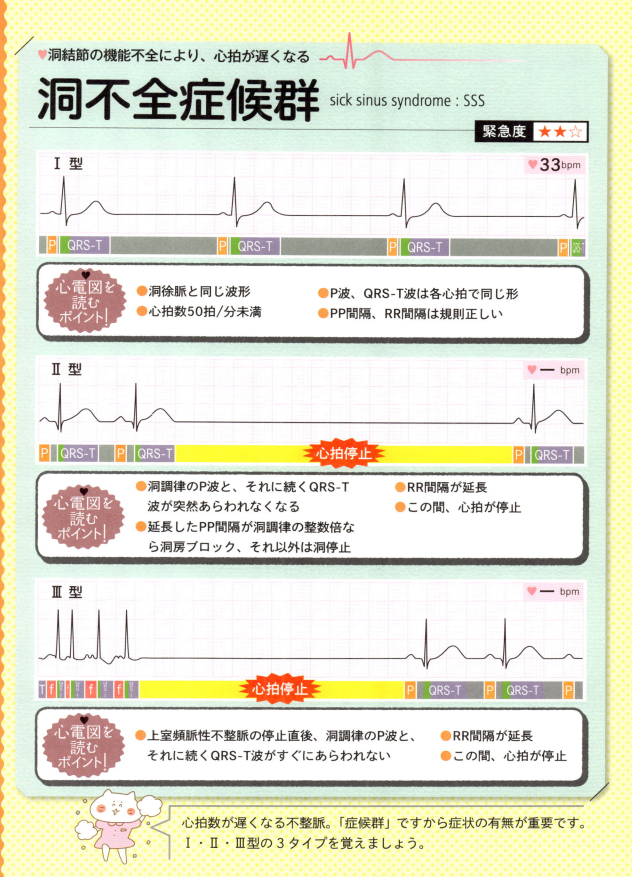

洞不全症候群ってなに？

洞不全+症候群と名前を分解して考えます。洞不全とは、本来規則正しく刺激を出すはずの洞結節やその周辺が障害されて、洞結節が正常に機能できなくなった洞機能の不全状態です。そして症候群というのは、このような状態によって徐脈をきたし、易疲労感や息切れ、脳血流不足によるめまいや失神など、さまざまな症状があらわれます。このような病態をまとめて**洞不全症候群**といいます（図1、図2）。

洞不全症候群は、病態と心電図の所見から大きく3つに分類した**Rubenstein（ルーベンシュタイン）分類**が有名です（表1）。

表1　Rubenstein分類

Ⅰ型	心拍数50拍/分未満の洞徐脈が持続し、めまいや息切れ、失神などの徐脈による症状がある
Ⅱ型	洞停止または洞房ブロック。洞調律のP波とそれに続くQRS-T波が突然あらわれなくなる
Ⅲ型	徐脈頻脈症候群。発作性心房細動のような上室頻脈性不整脈が停止して、洞調律に戻るとき、P波とそれに続くQRS-T波があらわれなくなる

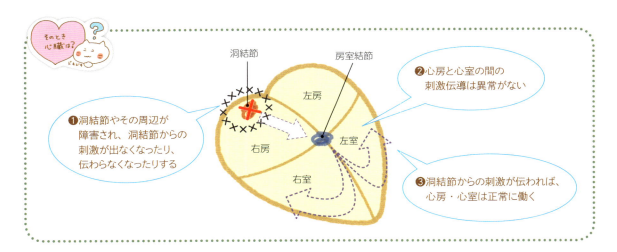

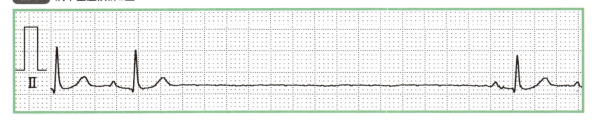

図1　洞不全症候群Ⅱ型

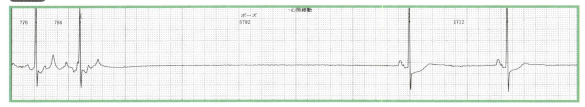

図2　洞不全症候群Ⅲ型

原因はなに？

加齢による洞結節の機能低下や、周囲の組織の繊維化が生じ、洞結節の刺激が出なくなったり、出ても心房に伝わらなくなったりします。このため洞不全症候群は、多くは50歳以上であらわれ、加齢とともに増加します。まれに先天的な刺激伝導系異常があると、若年者にもみられます。

心筋症や虚血性心疾患、心筋炎、サルコイドーシス、膠原病による心病変、ジギタリスやβ遮断薬、カルシウム拮抗薬などの洞結節に影響を与える薬剤が原因となることもあります。

また、洞結節は自律神経の影響を強く受けるため、洞不全症候群が頸動脈洞反射や血管迷走神経反射、排尿後失神や咳嗽性失神の原因になることもあります。

どんな心電図？

異常があるのは洞結節やその周囲です。心電図では洞結節の刺激による心房の興奮は、P波となって心拍数を決定しています。このため、洞不全症候群では、P波の数が減少して心拍数が減ります。逆にP波さえあらわれれば、続くQRS波、T波は正常にあらわれ、P波とQRS-T波は1：1にあらわれます。

洞不全症候群の心電図は、Rubenstein分類に従って解説していきます。

①Ⅰ型：持続する洞徐脈

洞調律で、心拍数50拍/分未満の高度な洞徐脈が持続します。心電図では洞調律のP波、QRS-T波が規則正しくあらわれます。

ただし、著しい徐脈のときは、房室接合部や心室から補充収縮や補充調律（177ページ参照）が発生することがあります。洞徐脈は就寝中の高齢者や本格的なトレーニングをつんだスポーツマンなどの健常者にもみられますが、徐脈による息切れ、めまいなどの症状があるときは、洞不全症候群Ⅰ型として扱います。

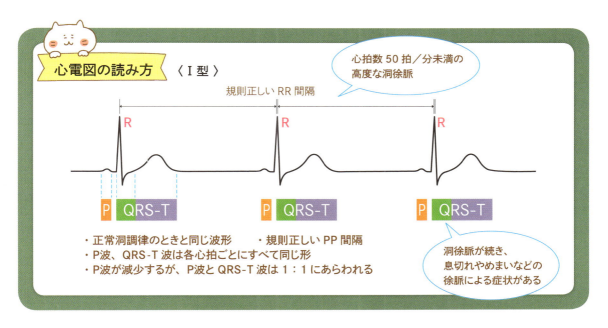

心電図の読み方 〈Ⅰ型〉
- 規則正しいRR間隔
- 心拍数50拍/分未満の高度な洞徐脈
- 正常洞調律のときと同じ波形
- P波、QRS-T波は各心拍ごとにすべて同じ形
- P波が減少するが、P波とQRS-T波は1：1にあらわれる
- 規則正しいPP間隔
- 洞徐脈が続き、息切れやめまいなどの徐脈による症状がある

②Ⅱ型：洞停止または洞房ブロック

洞結節の刺激が突然出なくなることを**洞停止**といいます。洞調律のP波と、それに続くQRS-T波が同時に突然あらわれなくなって、RR間隔が著しく延長し、この間、心拍が停止します。一方、洞結節では刺激を出しているのに、その刺激が心房に伝わらない状態を**洞房ブロック**といいます。この場合もP波に続くQRS-T波が突然あらわれなくなり、RR間隔が延長しますが、洞結節からの刺激は規則的に出ているため、延長したPP間隔やRR間隔は洞調律の間隔の2倍3倍と、整数倍に延長します。

著しい徐脈のときは、房室接合部や心室から**補充収縮**や**補充調律**（177ページ）が発生することがあります。3秒以上、特に5秒以上の心拍停止がある場合には、めまいや失神などの症状があらわれやすく、注意が必要です。

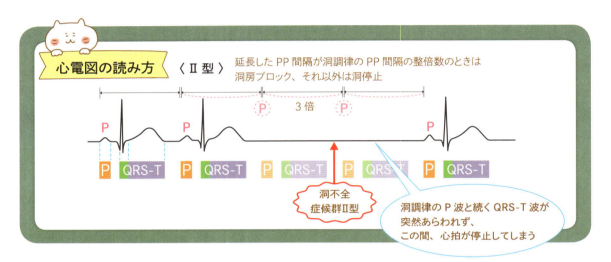

③Ⅲ型：徐脈頻脈症候群

発作性心房細動など、上室頻脈性不整脈が突然停止したとき、洞結節の回復が遅れて一過性の心拍停止や高度の洞徐脈を生じます。これが**Ⅲ型**で、別名、**徐脈頻脈症候群**といいます。簡単にいうと、上室頻脈性不整脈がドキドキと発生し、これが止まるときに、心臓が数秒間停止して、心電図がツーっと平らになり、数秒間の心拍停止の後、洞調律があらわれます。

もともと洞結節の機能が悪いと、上室頻脈性不整脈の停止直後にRR間隔が著しく延長し、洞調律に回復するまでに時間がかかり、この間に心拍が停止してしまうのです。

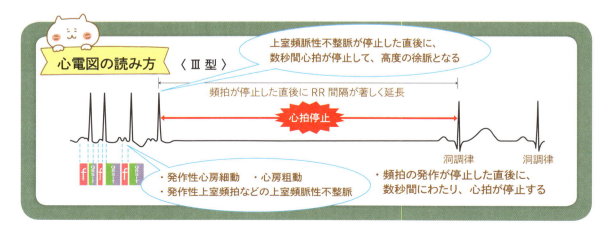

どんな症状？

自覚症状は徐脈の程度や心拍停止の時間によってさまざまです。

●心拍停止が3秒程度までの場合

特に症状はありませんが、胸部不快感、脈がぬけるなどの軽い症状があらわれることもあります。自覚症状がなく、心拍停止の時間が短ければ経過観察でよいでしょう。

心拍停止の時間が長くなるにつれて、自覚症状は強くなります。

●心拍停止が5秒程度の場合

脳血流不足によって、めまいや眼前暗黒感などの症状があらわれます。

●心拍停止が10秒程度続く場合

失神や痙攣などの重篤な症状があらわれます。

このように心臓から脳への血流が減少して、めまいや失神、痙攣などの症状があらわれることをAdams-Stokes（アダムス・ストークス）発作といいます。

また長時間にわたって徐脈が続くと、心拍出量が減少して、疲労感や息苦しさ、下肢のむくみなどの心不全症状があらわれることもあり、注意が必要です。

> **POINT 自覚症状を確認**
>
> 洞不全症候群の治療は自覚症状の有無によって決まります。このため、自覚症状の確認がとても重要です。洞不全症候群をみつけたら、まずはベッドサイドに急行して、必ず症状を確認しましょう。めまいや眼前暗黒感などは患者さんもはっきり症状を自覚していますが、失神などの意識消失発作は、患者さんの意識がなくなってしまうため、意外と症状を自覚していないことがあります。患者さんが特に症状なく突然転倒したような場合にも、徐脈性不整脈が原因のことがあります。外傷の評価だけでなく、必ず心電図モニターを確認して、心拍停止などがなかったかチェックすることが大切です。

治療・対応はどうする？

治療は自覚症状によって決まります。

●自覚症状がない場合

基礎となる心臓病や心不全の徴候、5秒以上の心拍停止などの所見がなく、ホルター心電図検査で1日の総心拍数が70,000拍以上あるような洞不全症候群は、経過観察でよいでしょう。

●自覚症状がある場合

めまいや眼前暗黒感、失神、心不全症状など、洞不全症候群による症状があるときは、ペースメーカ植え込みの適応です。すぐにペースメーカ植え込み手術ができない場合は、硫酸アトロピンやプロタノールといった心拍数を増やす薬剤を投与しながら、ペースメーカ植え込み手術の準備をすることもあります。

これらの心拍数を増やす薬剤の効果が得られないときや、ジギタリスやβ遮断薬、カルシウム拮抗薬などの心拍数を下げる薬剤の影響によって洞不全症候群が発生していて、薬剤の効果がすぐに切れないような状況では、洞不全症候群の改善をすぐには見込めません。このような場合は、緊急で一時ペースメーカを用いた治療を行います（179ページ参照）。

徐脈頻脈症候群といわれるように、洞不全症候群は時に著しい頻脈になることがあります。このような頻脈性不整脈に対して安易に心拍数を下げる薬剤を投与すると、頻脈性不整脈の停止後に突然極度の徐脈が発生してしまうことがあり、注意が必要です。

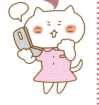

I型のドクターコールのポイント

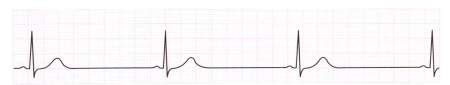

- P波は陽性で、各心拍で形が一定のため、洞調律です。
- リズムは整で、心拍数は33拍／分と著しい洞徐脈です。
- PQ間隔は0.16秒と正常、QRS波の形も一定で幅は狭く0.08秒。QS波や異常Q波はなく、ST変化も認めません。T波は陽性で、QT間隔は0.48秒ですが、RR間隔で補正したQTc変化は0.36秒と正常です。以上から、洞徐脈または洞不全症候群I型と考えます。
- 今のところ、めまいや失神などのAdams-Stokes発作はありません。
- 洞徐脈として、引き続き経過をフォローします。

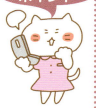

II型のドクターコールのポイント

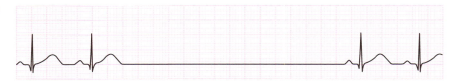

- P波は陽性で、各心拍で形が一定のため、洞調律です。
- しかし、リズムは不整で、洞調律のP波と、続くQRS-T波が突然脱落し、RR間隔は88mmと著しく延長し、約3.5秒の心拍停止＊を認めました。以上より、洞不全症候群II型と考えます。
- ベッドサイドに急行し、症状の有無を確認します。

＊心電図は毎秒25mmの速度で紙が送られて記録するため、
　心拍が停止した時間（秒）＝延長したRR間隔（mm）÷25（mm）で計算できます。

III型のドクターコールのポイント

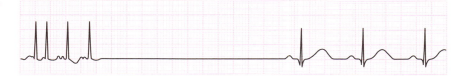

- f波（細動波）とQRS波が不規則で、平均心拍数150拍／分の頻脈性心房細動を認めていましたが、ただ今、心房細動が停止しました。
- 心房細動が停止する際、P波とQRS-T波がすぐにあらわれず、RR間隔が著しく延長し、徐脈頻脈症候群を認めました。延長したRR間隔は69mmで、心拍停止は約2.8秒です。
- ベッドサイドに急行し、めまいや失神などの症状の有無を確認します。

♥心房から心室への興奮がブロックされる

房室ブロック atrioventricular block : AV block

緊急度 ★★★

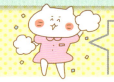

心房から心室への刺激がブロックされ、心拍数が遅くなる不整脈。ブロックの程度によって、3つのタイプがあります。

房室ブロックってなに？

洞結節から発生した電気刺激は、心房を興奮させ、続けて房室結節を通り、心室へと伝導します。しかし、この刺激の伝導が房室結節やその周辺でブロックされて、きちんと心室へ伝わらなくなってしまう不整脈が房室ブロックです。心房から心室への電気刺激の伝導を房室伝導といい、房室ブロックは房室伝導がブロックされる障害の程度によって、軽症から重症まで、1度、2度、3度の3つに分類します（表1、図1）。

表1　房室ブロックの種類

1度房室ブロック	心房から心室への刺激の伝導が遅くなる。ただし、心房から心室への刺激は必ず伝わる
2度房室ブロック	心房から心室への刺激が、伝わったり伝わらなかったりする
3度房室ブロック	心房から心室への刺激が、すべて伝わらない

図1　房室ブロックの心電図

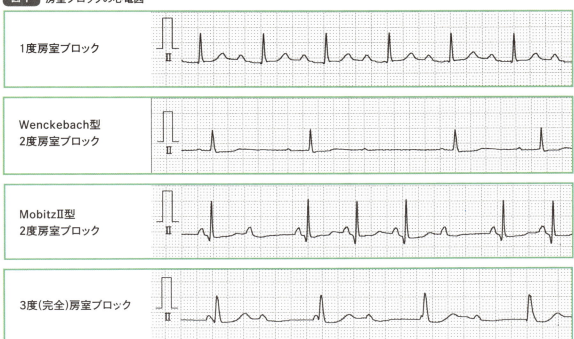

♥ 心房から心室への刺激の伝導が遅くなる

1度房室ブロック 1st degree atrioventricular block

緊急度 ★☆☆

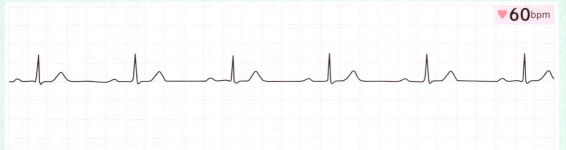

心電図を読むポイント！
- PQ間隔の延長（＞0.20秒、5mmより延長）
- P波とQRS-T波は、1:1にあらわれる
- 各心拍で、P波とQRS-T波の形はすべて同じ

1度は、心房から心室への刺激が、時間はかかるけれど、確実に伝わっているタイプ。PQ間隔が延長しているのが特徴です。

1度房室ブロックってなに？

　心房の興奮が心室に伝わるのが遅く、時間がかかるのが**1度房室ブロック**です。心房の興奮が心室に伝わるのに時間はかかりますが、心房からの刺激は必ず心室に伝わります。刺激の伝導に時間はかかっても、心房が興奮した数と同じ数だけ、心室も興奮します。

原因はなに？

　加齢によって房室伝導が障害され、特に病気のない高齢者にしばしばみられます。また房室結節は自律神経の影響を強く受けるため、若い人や運動選手などにもみられます。そのほか、虚血性心疾患や心筋症などの心疾患や、ジギタリス、カルシウム拮抗薬、β遮断薬などの薬剤が原因で発症することもあります。

どんな心電図？

　心房（P波）から心室（QRS-T波）への刺激の伝導時間が遅くなるため、心電図ではPQ間隔が延長します。PQ間隔とは、P波の始まりからQRS波の始まりまでの間隔で、PQ間隔が正常な範囲（0.12～0.20秒）の0.20秒より長くなれば、1度房室ブロックです。心電図の記録紙では0.20秒＝5mmなので、PQ間隔が5mmより延長していれば、1度房室ブロックと診断で

きます。
　延長したPQ間隔は各心拍で一定です。また刺激は必ず心房から心室に伝わるため、P波とQRS-T波の数は必ず1：1にあらわれます。

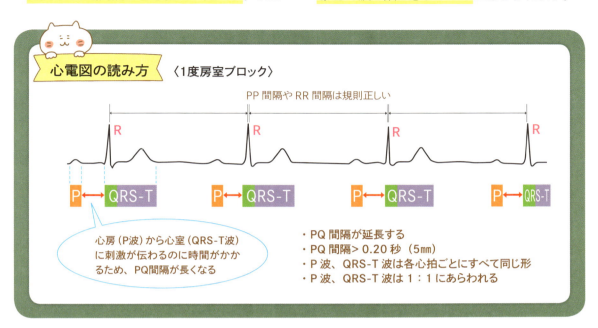

どんな症状？

　特に症状はありません。もし胸痛、息切れ、動悸、めまい、失神などの症状がある場合は、ほかの疾患を疑いましょう。

治療はどうする？

　特に治療の必要はありません。基礎疾患があれば、その検査や治療を優先して行います。原因が薬剤の場合は、ブロックが進行しなければ薬剤を中止せず、経過を観察します。ただし、経過中に房室ブロックの重症度が悪化する場合もあるため、しっかりと経過観察してください。

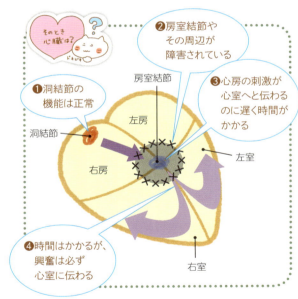

ドクターコールのポイント

〈168ページの波形例〉
- P波は陽性で、各心拍で形が一定のため、洞調律です。
- リズムは整で、心拍数は60拍/分。PQ間隔は0.24秒と延長しており、P波とQRS-T波は1：1にあらわれ、1度房室ブロックです。
- QS波や異常Q波はなく、ST変化もなし、T波は陽性で、QT間隔も正常です。
- 12誘導心電図を記録しておくので、後で確認をお願いします。

2度房室ブロック 2nd degree atrioventricular block

♥ 心房から心室への刺激がときどきブロックされる

緊急度 ★☆☆〜★★☆

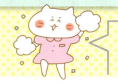

2度は、心房から心室への刺激が伝わったり伝わらなかったりするタイプ。P波はあらわれても、それに続くQRS-T波がなくなることが。

2度房室ブロックってなに？

心房から心室への刺激が、伝導したり、しなかったりするのが2度房室ブロックです。心房からの刺激がときどき伝わらなくなって、心拍数が遅くなってしまいます。刺激の伝導と脱落のパターンによって、軽症のWenckebach（ウェンケバッハ）型 2度房室ブロックと、重症のMobitz（モビッツ）Ⅱ型2度房室ブロックの2つに分類します。

Wenckebach（ウェンケバッハ）型2度房室ブロックってなに？

2度房室ブロックのうち、軽症のほうがWenckebach型2度房室ブロックです。心房から心室への刺激が、最初は正常に伝わるのですが、徐々に伝導時間が遅くなり、ついには伝わらなくなってしまいます。

2度房室ブロックの多くが、このWenckebach型で、別名Mobitz（モビッツ）Ⅰ型と呼ばれ、予後は良好です。

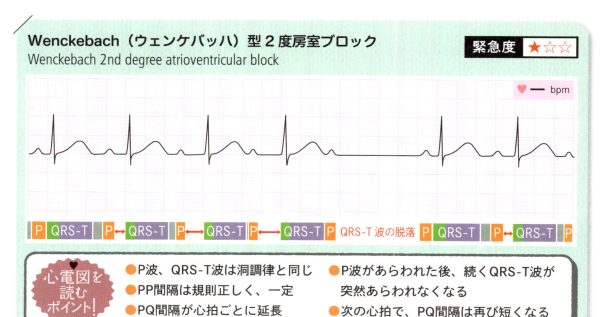

Wenckebach（ウェンケバッハ）型2度房室ブロック
Wenckebach 2nd degree atrioventricular block

緊急度 ★☆☆

心電図を読むポイント！
- P波、QRS-T波は洞調律と同じ
- PP間隔は規則正しく、一定
- PQ間隔が心拍ごとに延長
- P波があらわれた後、続くQRS-T波が突然あらわれなくなる
- 次の心拍で、PQ間隔は再び短くなる

どんな心電図？

心房から心室への刺激の伝導時間が徐々に延長します。心電図ではPQ間隔が心拍ごとに徐々に延長し、ついにP波の後のQRS-T波が突然あらわれなくなります。PQ間隔が徐々に延長するという前ぶれの後に、突然QRS-T波があらわれなくなりますが、その直後から心拍は再び正常に戻り、P波、QRS-T波もあらわれ、PQ間隔は再び短くなって正常化します。

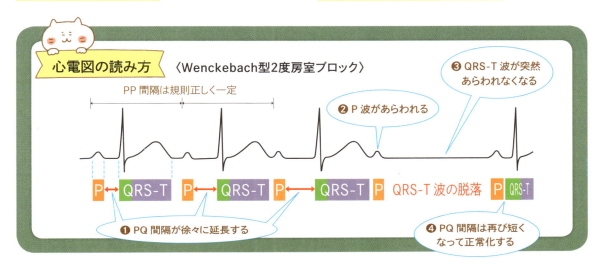

症状と治療・対応は？

副交感神経の緊張によって、若い人や運動選手などの健常者、睡眠中などにあらわれます。治療の必要はありません。ジギタリスやβ遮断薬、カルシウム拮抗薬などの薬剤が原因となってあらわれる場合は、薬剤の減量、中止、変更などで改善します。また急性心筋梗塞や心筋炎などの心疾患によってあらわれる場合も、たいていは原疾患の治療によって正常に戻ります。特に症状はないことが多く、QRS-T波が脱落する頻度によっては、脈がぬけるような胸部不快感を自覚することもあります。

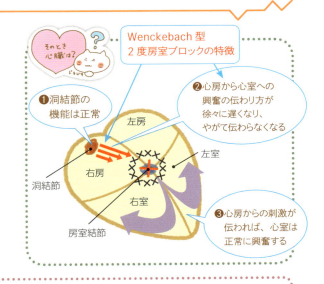

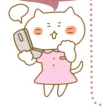

ドクターコールのポイント

〈170ページの波形例〉
- P波は陽性で、各心拍で形が一定のため、洞調律です。
- しかし、リズムは不整で、QRS-T波が脱落しているところがあり、2度房室ブロックです。
- 特にPQ間隔が徐々に延長し、その後にQRS-T波が脱落しているので、Wenckebach型2度房室ブロックです。
- QRS波、T波、QT間隔は正常で、ST変化もありません。
- 12誘導心電図を記録して、経過をみます。

Mobitz Ⅱ型2度房室ブロックってなに？

Wenckebach型がMobitzⅠ型というのに対してMobitzⅡ型と名づけられたのが、この不整脈です。突然何の前ぶれもなく、心房から心室への刺激が伝わったり、伝わらなくなったりします。Wenckebach型と比べて予後が悪く、決して見逃してはならない不整脈です。

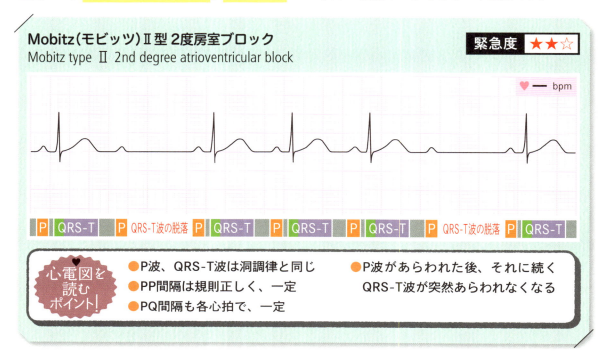

どんな心電図？

心房から心室への刺激の伝導が何の前ぶれもなく突然伝わらなくなったり、また伝わったりします。このため心電図は、P波に続くQRS-T波が突然あらわれなくなってしまいます。この際、Wenckebach型2度房室ブロックのように、PQ間隔が延長することなく、MobitzⅡ型2度房室ブロックでは、各心拍のPQ間隔は一定で、P波の後のQRS-T波が突然あらわれなくなってしまいます。その後、心拍は正常に戻り、P波、QRS-T波はあらわれますが、しばらくすると再びQRS-T波が突然あらわれなくなり、これを繰り返します。心電図を長く記録しないと、一見正常洞調律のようにみえてしまうため、QRS-T波の脱落を見逃してしまいます。注意深く心電図を観察しましょう。

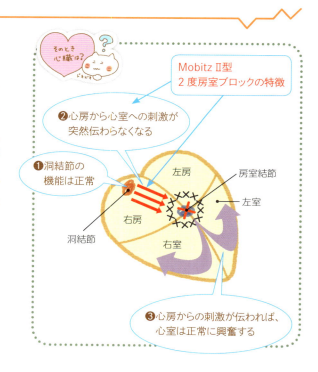

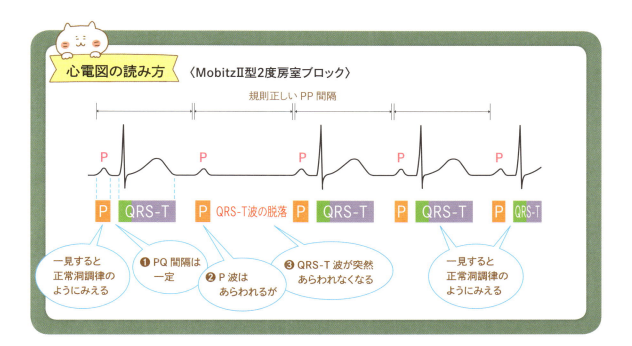

症状と治療・対応は？

MobitzⅡ型2度房室ブロックは、刺激伝導系のヒス束以下の器質的異常によって発生することが多く、何らかの心疾患が隠れています。

原疾患の治療はいうまでもありませんが、一般的にMobitzⅡ型は薬剤による治療の効果が不安定なため、ペースメーカ植え込みが必要です。この点がWenckebach型との大きな違いであり、最も重要なポイントです。

QRS-T波が脱落する頻度が多いと、心拍数は明らかに遅くなり、脈がぬけるような胸部不快感や労作時の息切れ、起座呼吸などの心不全症状があらわれたりします。

さらに重症になって数秒間にわたりQRS-T波があらわれず、心拍が停止する場合は、脳への血流不足によってめまいや失神などのAdams-Stokes（アダムス・ストークス）発作をきたすことがあり、注意が必要です。このような場合は、恒久的ペースメーカ植え込みまでのつなぎとして、緊急で一時ペースメーカ（179ページ参照）を用いた治療を行います。

ドクターコールのポイント

〈172ページの波形例〉
- P波は陽性で、各心拍で形が一定のため、洞調律です。
- しかし、リズムは不整で、QRS波が脱落しているところがあり、2度房室ブロックです。
- 特にPQ間隔は各心拍一定で、突然QRS-T波が脱落しているので、MobitzⅡ型2度房室ブロックです。
- QRS-T波が脱落しているところの最も長いRR間隔は40㎜、心拍停止は1.6秒です。
- QRS-T波、QT間隔は正常で、ST変化もありません。
- ペースメーカ治療の適応なので、この記録を残しておきます。12誘導心電図を記録するので、確認をお願いします。

♥ 心房から心室への興奮が完全にブロックされる

3度(完全)房室ブロック
3rd degree(complete) atrioventricular block

緊急度 ★★★

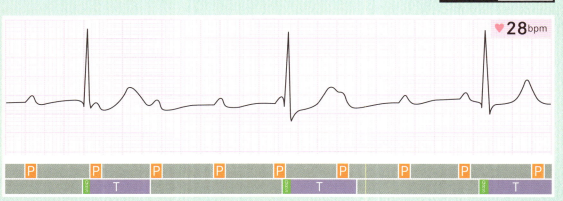

♥28bpm

心電図を読むポイント!
- PP間隔、RR間隔は規則正しい
- PQ間隔は不規則でばらばら
- QRS-T波の出現頻度がP波より少ない
- 補充調律の発生部位により、QRS波形、心拍数が異なる

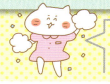 3度は、心房の刺激が心室にまったく伝わらないタイプ。P波とQRS-T波が1:1にならず、無関係にあらわれるところをみましょう。

3度房室ブロックってなに？

　すべての心房の刺激がまったく心室に伝わらず、心房と心室の関係が絶縁してしまったような不整脈が**3度房室ブロック**で、別名**完全房室ブロック**といいます。この状態でいくら待っても、心房からの刺激は心室へ伝わらず、心室は興奮することができません。このため心室は最低限の心拍数を補うように独自のリズムで興奮します。これを**補充調律**といいます（177ページ参照）。完全房室ブロックでは、心房からの刺激によって心室が興奮しているのではなく、房室接合部（房室結節やヒス束）や心室が独自に自発的に興奮し、最低限の心拍数を何とか維持しているのです。

　このため、心房は洞結節の規則正しい刺激で興奮しているのに対し、心室は補充調律による規則正しい刺激で興奮しています。心房と心室が互いにまったく無関係に興奮しているため、心臓の働きはとても効率の悪い状態です。

　補充調律の心拍数が、完全房室ブロックにおける心拍数であり、どの部位から補充調律が発生しているかによって、心拍数が決まります。一般に、房室接合部から発生する補充調律では心拍数40～60拍/分、これより下位の心室から発生する補充調律では心拍数20～40拍/分となり、より下位から発生する補充調律のほうが、心拍数は遅く不安定になります。このため、心拍数が遅い完全房室ブロックほど注意が必要です。

原因はなに？

虚血性心疾患、心筋症、心筋炎、β遮断薬やカルシウム拮抗薬による薬剤性など、原因はさまざまですが、多くはヒス束以下の器質的異常によって発生し、何らかの心疾患に合併してあらわれます。

どんな心電図？

房室伝導が完全にブロックされて、心房と心室が互いに無関係に興奮しているために、心房の興奮を示すP波と、心室が独自に興奮してあらわれる補充調律のQRS-T波は、無関係にあらわれます。心房（P波）は洞結節から発生する規則正しい刺激の頻度で興奮し、心室（QRS-T波）は補充調律の規則正しい頻度で興奮するのです。このためPP間隔やRR間隔は規則正しくなりますが、心房（P波）と心室（QRS-T波）は互いに無関係に興奮しているため、PQ間隔は不規則でばらばらです。

またQRS波の形や心拍数は、補充調律の発生場所によって異なります。房室接合部から発生する補充調律は、QRS波の幅が狭く、心拍数は40～60拍/分。それより下位の心室から発生する補充調律は、QRS波の幅が広く、心拍数は20～40拍/分と、より遅くなります。

心拍数が遅く、QRS波の幅が広い補充調律ほど不安定で危険です。特にQRS波の幅が広くなってQT間隔が延長すると、torsade de pointes（トルサードドポアント）などの致死性不整脈が発生し、ときに突然死の原因となってしまいます（153ページ参照）。

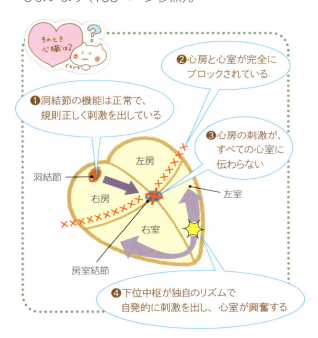

❶洞結節の機能は正常で、規則正しく刺激を出している
❷心房と心室が完全にブロックされている
❸心房の刺激が、すべての心室に伝わらない
❹下位中枢が独自のリズムで自発的に刺激を出し、心室が興奮する

症状と治療・対応は？

完全房室ブロックによる症状は、心拍数によって大きく異なり、無症状のものから心不全による息切れや呼吸困難、めまいや失神などのAdams-Stokes発作、心停止をきたすものまでさまざまです。特に心疾患に合併してあらわれる完全房室ブロックのなかには、背景にある心疾患のために補充収縮や補充調律があらわれず、心停止となってしまう場合もあり、非常に危険です。

完全房室ブロックは症状の有無にかかわらず、ペースメーカ植え込みの適応です。なかでも補充調律のQRS波の幅が広く、心拍数が遅い場合や、QT間隔が延長している場合、何らかの症状がある場合は、まずは緊急で一時ペースメーカを用いた治療を行い、その後、恒久ペースメーカ植え込み手術を行います（179ページ参照）。

また、急性心筋梗塞に合併する完全房室ブロックのうち、特に右冠動脈の閉塞が原因の急性下壁心筋梗塞によってあらわれた完全房室ブロックは、多くが一過性で、心筋梗塞の治療がうまく成功すれば、自然に回復します。

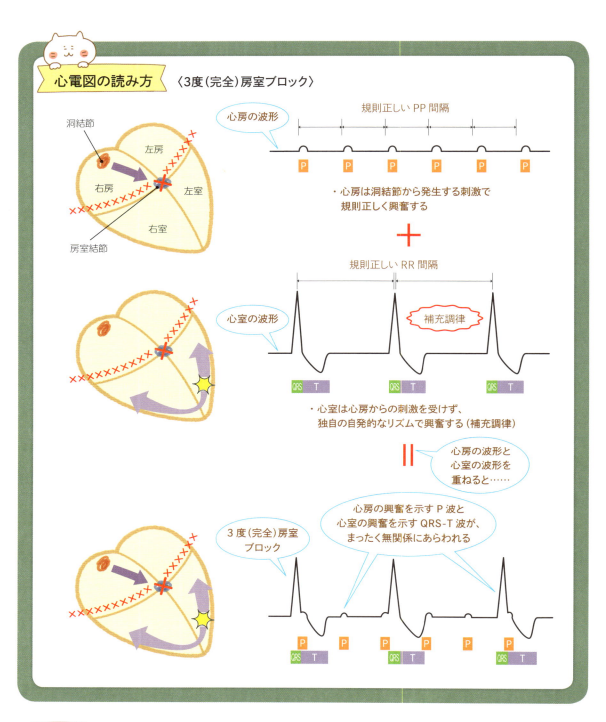

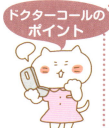

ドクターコールのポイント

〈174ページの波形例〉
- P波は規則正しく一定で、QRS-T波も規則正しく一定に出現しています。
- P波とQRS-T波は、それぞれ無関係にあらわれ、PQ間隔は不規則です。
- P波のほうがQRS-T波よりも多く出現しており、完全房室ブロックです。
- 幅広いQRS波の補充調律で、心拍数は28拍/分と高度の徐脈です。
- 12誘導心電図を記録するので、すぐに確認をお願いします。

補充収縮と補充調律

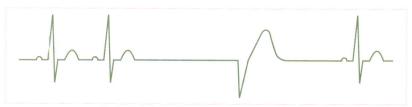

　上の心電図の3拍めに注目してください。一見すると心室期外収縮のようにみえますが、違います。心臓には自発的に刺激を出す自動能という働きをもっているところが3箇所あります。心臓の上から順に洞結節、房室接合部、心室のプルキンエ線維の3か所です。洞結節は60～100拍/分、房室接合部は40～60拍/分、心室のプルキンエ線維は20～40拍/分の頻度で、それぞれ自発的に刺激を出して興奮することができます。

　普段は洞結節からの刺激の頻度が最も多いため、この洞結節の刺激が歩調をとって、心臓は洞調律で興奮しています。しかし、例えば洞不全症候群のように洞結節の刺激の頻度が低下してしまうと、房室接合部や心室といった下位の中枢がその代わりを務め、自発的に刺激を出して最低限の心拍数を確保します。

　そして、このとき心拍が途絶えないように、房室接合部や心室から最低限の心拍を補うようにあらわれる興奮を補充収縮といいます。

　房室接合部からあらわれる補充収縮はQRS波の幅が狭く、心拍数は40～60拍/分です。一方、心室からあらわれる補充収縮は、QRS波の幅が広く、心拍数は20～40拍/分です（表1）。また、2個以上の補充収縮が続く場合を、補充調律といいます。心室からあらわれる補充収縮は、心室期外収縮と同じような波形ですが、心室期外収縮は早いタイミングであらわれるのに対し、補充収縮は遅いタイミングであらわれます。一般にQRS波の幅が広く、心拍数が遅い補充調律ほど心停止の危険性が高く、注意が必要です。

　3拍めの心室期外収縮のような波形は、心室から発生した補充収縮です。

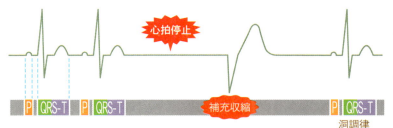

- 補充収縮、補充調律は、房室接合部や心室が自発的に刺激を出して、最低限の心拍数を確保しようとしてあらわれる。
- 房室結合部から発生する補充収縮はQRS幅が狭い。
- 心室から発生する補充収縮はQRS幅が広い。

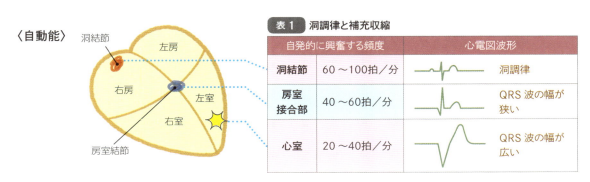

表1　洞調律と補充収縮

	自発的に興奮する頻度	心電図波形
洞結節	60～100拍/分	洞調律
房室接合部	40～60拍/分	QRS波の幅が狭い
心室	20～40拍/分	QRS波の幅が広い

完全房室ブロックの重症度を考えよう

下の図のような完全房室ブロックの心電図で、上はQRS波の幅が狭く、下はQRS波の幅が広い補充調律を認めます。完全房室ブロックの心拍数とは、補充調律の心拍数です。QRS波の幅が狭い補充調律は房室接合部から発生し、心拍数40〜60拍/分と安定していますが、QRS波の幅が広がるほど、下位の心室から発生する補充調律となり、心拍数は20〜40拍/分と遅くなります。QRS波の幅が広く、心拍数の遅い補充調律ほど不安定で、心不全増悪や心停止、QT延長によるtorsade de pointesなどの危険な不整脈が発生しやすく、より重症と考えなければいけません。

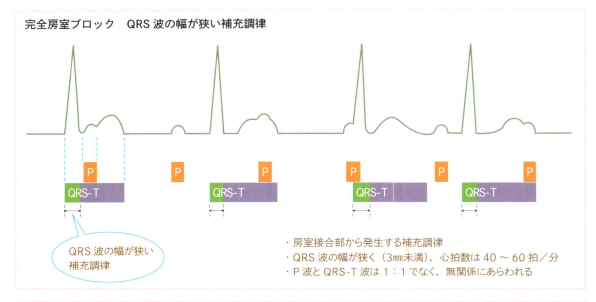

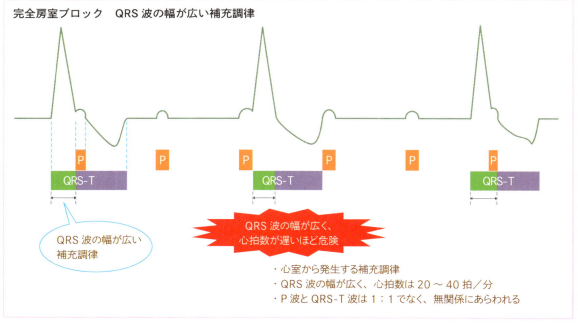

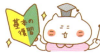

ペースメーカの種類と特徴は？

　徐脈性不整脈に対して心拍数を補うように働くのがペースメーカです。ペースメーカ治療には、緊急時に1～2週間の短期間だけ使用できる一時ペースメーカと、数年間にわたり長期間使用できる恒久ペースメーカがあります。

●経静脈的一時ペースメーカ

　緊急時に心臓カテーテル検査室のようなレントゲン装置がある場所で、静脈を穿刺して、速やかにペースメーカ治療を始めることができるのが経静脈的一時ペースメーカです。

　大腿静脈や内頸静脈を穿刺して、そこからペースメーカカテーテルを入れて右室に進めるだけで簡単にペースメーカ治療ができ、必要なくなればすぐに取りはずすこともできます。

　ただし、器械本体（ジェネレータ）とペースメーカカテーテルが体外で接続されているため、患者さんは安静が必要で、感染などの問題もあることからあまり長期間は使用できません。

　緊急時や薬剤性の高度の徐脈で、薬の効果が切れるのを待つ間、心筋梗塞のときにあらわれる一時的な高度の徐脈のとき、恒久ペースメーカ植え込み手術までのつなぎのときなどに使用します（図1左）。

●恒久ペースメーカ

　ペースメーカの器械本体（ジェネレータ）を胸壁に植え込み、数年間にわたり長期に使用できるのが恒久ペースメーカです。1本リードのシングルチャンバペースメーカと、2本リードのデュアルチャンバペースメーカ（図1右）があります。シングルチャンバペースメーカは、本体に1本のリードを接続し、心房または心室のいずれか一方を監視して治療を行い、おもに洞不全症候群などに対して使われます。一方、デュアルチャンバペースメーカは、本体に2本のリードを接続し、1本は右房、もう1本は右室に留置し、心房と心室の両方を監視して治療を行い、おもに洞不全症候群や房室ブロックなどに使われます。デュアルチャンバペースメーカでも、1本のリードで右房と右室を両方監視し、心室に電気信号を送ることができるものもあります。

図1　経静脈的一時ペースメーカと恒久ペースメーカ

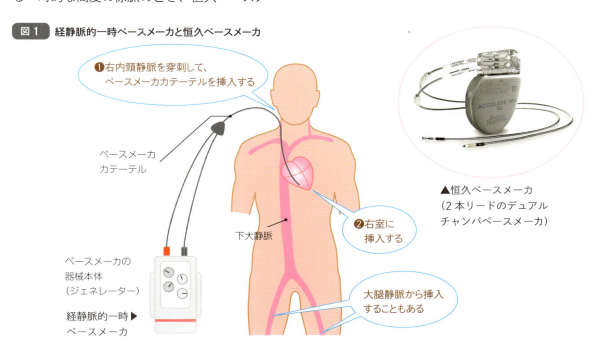

ペースメーカの心電図

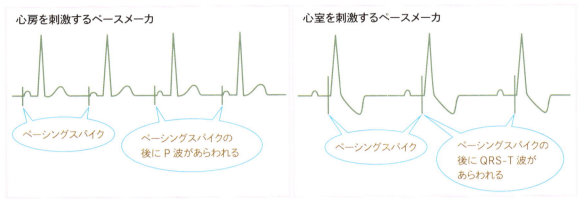

　上の心電図をよくみると、P波やQRS-T波の直前に、人工的な直線の波形があります。これはペースメーカが心臓を興奮させるときに発生する波形で、ペーシングスパイクといいます。ペースメーカが正しく作動しているかどうかは、このペーシングスパイクの波形をみればわかります。

　例えば心房を刺激するペースメーカでは、スパイクの後にP波があらわれ（図2）、心室を刺激するペースメーカでは、スパイクの後にQRS-T波があらわれます（図3）。心室を刺激するペースメーカによるQRS-T波は、正常の刺激伝導系とは無関係に伝わるため、スパイクの後にあらわれるQRS-T波は、心室期外収縮のように幅広く、QRS波とT波が逆向きに描かれます。

　ペースメーカが正しく作動しているかどうかの確認には、ペーシングスパイクの有無や出現のタイミングが重要です。特に心電図モニターを装着して観察するときは、ペーシングスパイクがはっきり確認できるように、電極の位置や心電図モニターの設定に気をつけましょう。

図2　心房を刺激するペースメーカ

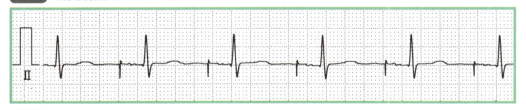

図3　心室を刺激するペースメーカ

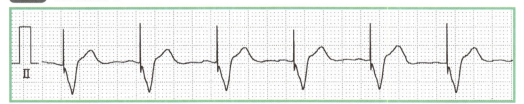

【第4章】

特徴ある異常波形を読み取る

実臨床の場で、しばしば遭遇する重要な疾患について、
心電図の読み方を中心に解説します。
異常波形をみつけるだけでなく、
その背景にある臨床診断にむすびつけることが重要です。

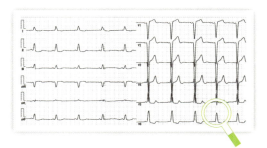

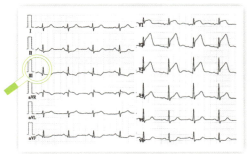

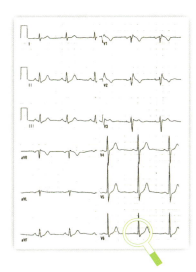

♥幅広いQRS波にデルタ波をみつけたら

WPW症候群 (Wolff-Parkinson-White (WPW) syndrome)

WPW症候群の特徴と、似た波形との鑑別

幅広いQRS波にみられるデルタ波

　正常な刺激伝導路以外に、もうひとつ別の副伝導路が存在する先天性の疾患をWPW症候群といいます。発見した3人の名前Louis Wolff、John Parkinson、Paul Dudley Whiteの頭文字をとって、**WPW症候群（Wolff-Parkinson-White（WPW） syndrome）** と名づけられました。

　WPW症候群では、洞結節から発生した興奮が正常な刺激伝導路と副伝導路の両方を通って心室に伝導されます。正常な刺激伝導路を伝導した興奮と、副伝導路を伝導した興奮が合わさるために、WPW症候群の心電図はQRS波の起始部が緩やかに変化し、QRS波が幅広くなります。その形がデルタ（⊿）型にみえることから、**デルタ（⊿）波**といいます（図1）。

　QRS波の起始部にデルタ波が描かれるのは、通常の刺激伝導路よりも副伝導路のほうが、心房からの刺激をより早く心室に伝導するためで、心房の興奮を示すP波と心室の興奮を示すQRS波の間隔、つまりPQ間隔が短縮（<0.12秒）します（表1）。

　デルタ波は心電図の各誘導と副伝導路の存在する位置によって向きが変化し、上向きの陽性デルタ波や、ときに下向きの陰性デルタ波として描かれます。陽性デルタ波はとても目立つ所見であり、いわゆるデルタ（⊿）型で簡単に判読できます。しかし、陰性デルタ波は、一見するとQ波やQS波のようにみえるため、診断が難しいことがあります。

表1　WPW症候群の心電図の特徴

①	PQ間隔の短縮（PQ短縮＜0.12秒）
②	QRS波の起始部に描かれるデルタ波
③	幅広いQRS波（＞0.10秒）

図1　WPW症候群でみられるデルタ波

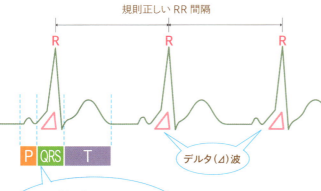

WPW症候群
・PQ間隔の短縮（<0.12秒）
・QRSの起始部にデルタ（⊿）波
・幅広いQRS波（＞0.10秒）

※正確にはPR短縮ですが、P波とQRS波の間隔ということで、わかりやすくPQ間隔に統一しています。

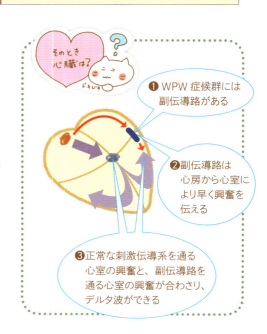

❶WPW症候群には副伝導路がある

❷副伝導路は心房から心室により早く興奮を伝える

❸正常な刺激伝導系を通る心室の興奮と、副伝導路を通る心室の興奮が合わさり、デルタ波ができる

デルタ波の向きから副伝導路の位置を判読しよう!

WPW症候群を、副伝導路がある位置によってA型、B型、C型の3タイプに分けたUedaらの分類が広く活用されています。どの位置に副伝導路があるかは、12誘導心電図のV1誘導に着目して判読するとよいでしょう（図2、3、4）。

心電図に描かれるデルタ波の特徴として、副伝導路に近い誘導では、副伝導路を伝導する興奮は、その誘導から心室を遠ざかるように伝わるため、下向きの陰性デルタ波が描かれます。一方、副伝導路が対側に位置する誘導では、副伝導路を伝導する興奮は、心室をその誘導に向かってくるように伝わるため、上向きの陽性デルタ波が描かれます。

左房-左室間に副伝導路がある A型WPW症候群

副伝導路が左房-左室間にある場合をA型WPW症候群といいます。WPW症候群のなかで最も頻度が多いのが、このA型です。A型WPW症候群の副伝導路のことを、別名ケント束といいます。

左房-左室間にあるケント束を通って左室側が早期に興奮するため、心室を伝わる刺激は左室から右室へと向かいます。このため心電図は、右脚の興奮が遅れ、右脚ブロックに似た波形となります。右室側に位置するV1誘導では、刺激がV1誘導に向かってくるため、R波は増高し、陽性デルタ波が描かれます。さらにデルタ波による幅広いQRS波、PQ短縮（PQ間隔の短縮、正確にはPR短縮です）を認めます（図2）。

通常の右脚ブロックとの鑑別が重要ですが、デルタ波とPQ短縮があれば、A型WPW症候群です。

図2
A型WPW症候群の副伝導路の位置と陽性デルタ波

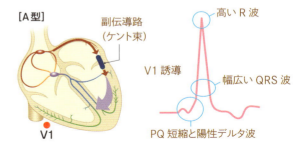

右房-右室間に副伝導路がある B型WPW症候群

副伝導路が右房-右室間にある場合を、B型WPW症候群といいます。

右房-右室間にある副伝導路を通って右室側が早期に興奮するため、心室の興奮は右室から左室へと向かいます。このため心電図は左脚の興奮が遅れて、左脚ブロックに似た波形となり、V1誘導でR波減高と深いS波（rS波）、V5-6誘導で上向きの陽性デルタ波と、それによる幅広いQRS波、そしてPQ短縮を認めます（図3）。

通常の左脚ブロックとの鑑別が重要ですが、デルタ波とPQ短縮があれば、B型WPW症候群です。

図3
B型WPW症候群の副伝導路の位置と陰性デルタ波

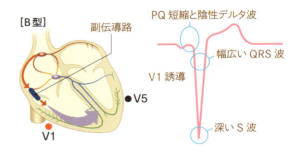

中隔に副伝導路がある　C型WPW症候群

頻度はまれですが、副伝導路が中隔にある場合を**C型WPW症候群**といいます。

V1誘導にQ波やQS波、深いS波を伴う幅広のQRS波を認め、陳旧性心筋梗塞のQ波、QS波に似た波形が描かれますが、さらにPQ短縮を認めます。このV1誘導で描かれるQ波やQS波の起始部は、しばしばノッチや緩やかなスラーを認め、この部分が下向きの陰性デルタ波に相当します（図4）。

陳旧性前壁中隔心筋梗塞に似た波形のため鑑別が重要ですが、診断の決め手はPQ短縮と陰性デルタ波です。これらの所見を認めたときは、C型WPW症候群です。

図4
C型WPW症候群の副伝導路の位置と陰性デルタ波

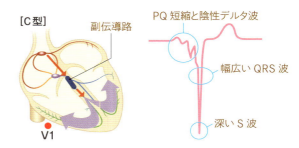

合併症の治療と対応

WPW症候群は50~60%に**発作性上室頻拍（房室回帰性頻拍）**、心房細動などの不整脈、30~40%に僧帽弁逸脱症、心筋症などの心疾患を合併します。これらの心疾患を合併したときには治療が必要です。

図5 房室回帰性頻拍

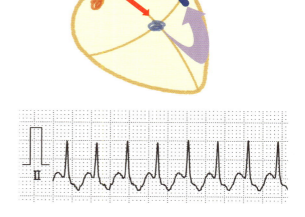

1 房室回帰性頻拍 (atrioventricular (AV) reciprocating tachycardia: AVRT) を合併する場合

通常、副伝導路は心房から心室に向かって刺激を伝導します。しかし、正常の刺激伝導系（房室結節）を通って心房から心室に伝導した刺激が、心室を広がって副伝導路に達すると、副伝導路を逆行して心室から心房に刺激を伝えてしまうことがあります。心房→房室結節→心室→副伝導路→心房→房室結節→心室→副伝導路→心房というように、心房と心室の間に刺激がぐるぐる回って伝わる回路ができ、**房室回帰性頻拍(atrioventricular (AV) reciprocating tachycardia:AVRT)** を発症します（147ページ参照）（図5）。

❷ 心房細動と偽性心室頻拍 (atrial fibrillation：AF/ pseudoventricular tachycardia) を合併する場合

WPW症候群の副伝導路は、通常の刺激伝導系（房室結節）よりも、心房の刺激をより速く心室へ伝導してしまいます。このため、WPW症候群に心房細動が生じると（図6）、心房の著しく速い無秩序な興奮が、副伝導路をどんどん通過して心室に伝わってしまうため、心拍数200拍/分以上の極めて速い心室性の頻拍を生じ、心臓のポンプ作業は空打ちとなって、血圧低下やショック、ときに心室細動に移行して突然死の原因となってしまいます。

特に心房細動の最短RR間隔が0.220秒以下の場合は、R on T現象から心室細動に移行する危険性が高く、特に注意が必要です。

この際、心電図は通常の幅が狭いQRS波の心房細動の波形ではなく、副伝導路を介して刺激が伝導するため、デルタ波を伴った幅が広いQRS波となり、まるで心室頻拍に似た波形が描かれます。このような波形を **偽性心室頻拍 (pseudoventricular tachycardia：pseudoVT)** といいます（図

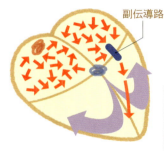

図6　心房細動による偽性心室頻拍

副伝導路

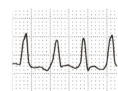

6)。偽性心室頻拍は、心室頻拍と比べ、もともとの調律は心房細動のため、RR間隔がより不整となり、幅広いQRS波が不規則に描かれます。WPW症候群の患者さんに、心室頻拍に似た心電図所見を認め、RR間隔が不整のときは、偽性心室頻拍を疑いましょう。

・ドクターからコメント

偽性心室頻拍とはいっても、状態は心室頻拍と同じです。すぐにドクターコール、緊急処置が必要です。

WPW症候群の治療と対応

WPW症候群は約100人に1人の頻度とされていますが、日常臨床では、学校心臓検診や、健康診断、人間ドックなどの心電図検査で初めて指摘されたという場合が多く、何の症状もなく、健康に日々の生活を送っている人がほとんどです。実際、WPW症候群の心電図所見があっても、ほかに心臓の異常がなく、不整脈発作がなければ、特に治療の必要はありません。

一方、発作性上室頻拍（房室回帰性頻拍）や心房細動などの頻拍発作を合併する場合は、根治可能な **高周波カテーテルアブレーション治療** がよい適応で、一般的な成功率は95%と良好です。生命の危険がある心房細動の発作、または失神等の重篤な症状、たとえ軽症であっても日常生活の質が大きく低下してしまうような頻拍発作の既往がある場合は、第一にカテーテルアブレーション治療を考えます。また、頻拍発作がなくても、パイロットや公共交通機関の運転手など、頻拍発作によって多くの人命にかかわる可能性がある場合もカテーテルアブレーションがよい適応です。

一方、初回の頻拍発作時や患者さんがカテーテルアブレーションを希望しなかった場合、またはカテーテルアブレーション治療が不成功に終わった場合などは、薬物療法を行います。

似ている異常波形の鑑別 ① A型WPW症候群と右脚ブロック

A型WPW症候群と完全右脚ブロックの心電図は、V1-3誘導での幅広い分裂したQRS波がみられるため、波形が似ています。2つを鑑別できるようにしましょう。

図7 A型WPW症候群

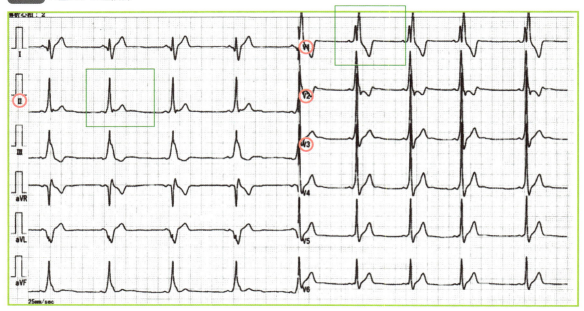

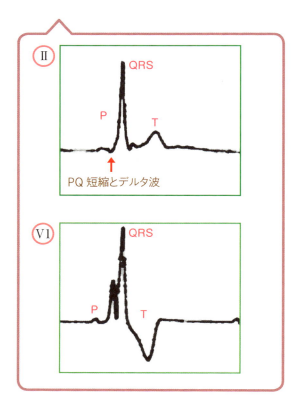

♡判読のポイント I、II、aVF、V5誘導で、P波は陽性、各心拍で同じ形のため洞調律です。PQ間隔は0.12秒未満と短縮しており、QRS波の幅は0.12秒以上と広く、起始部にデルタ波を認めます（図7）。特にV1-2誘導で幅広い分裂したQRS波を認めるために、一見すると完全右脚ブロックの心電図と誤って判読してしまいます。しかし、幅広いQRS波に加えて、PQ間隔の短縮*（<0.12秒）とデルタ波を認め、A型WPW症候群の心電図と判読できます（図8）。

* 正確にはPR短縮ですが、P波とQRS波の間隔ということで、わかりやすくPQ間隔とし、PQ短縮と統一しています。

図8
A型WPW症候群

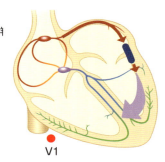

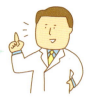

•ドクターからコメント

図7と図9は、とても似ている心電図です。間違いやすいので、しっかり鑑別できるようにしてください。

図9 完全右脚ブロック

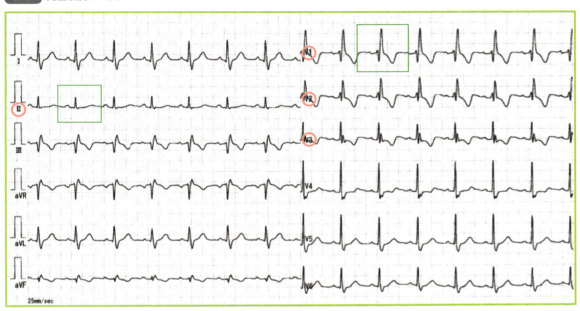

♥判読のポイント　Ⅰ、Ⅱ、aVF、V5誘導で、P波は陽性、各心拍で同じ形のため、洞調律です。PQ間隔は0.16秒と正常で、QRS波をみると、V1-3誘導で幅広く分裂しており、完全右脚ブロックです。また、PQ短縮やデルタ波は認めません（図9）。したがって、これはA型WPW症候群ではなく、完全右脚ブロックの心電図と判読できます（54ページ参照）（図10）。

図10 右脚ブロック

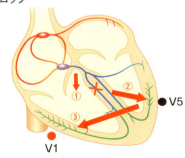

似ている異常波形の鑑別 ② B型WPW症候群と左脚ブロック

B型WPW症候群と完全左脚ブロックの心電図は、V5-6誘導で幅広いQRS波がみられるため、波形が似ています。2つを鑑別できるようにしましょう。

図11 B型WPW症候群

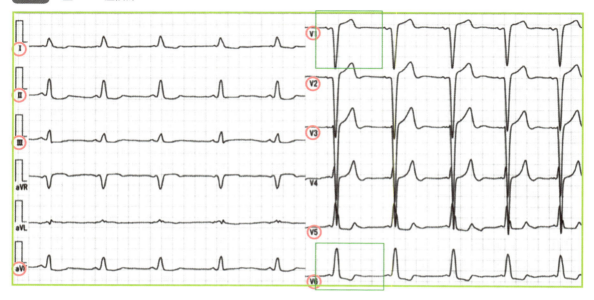

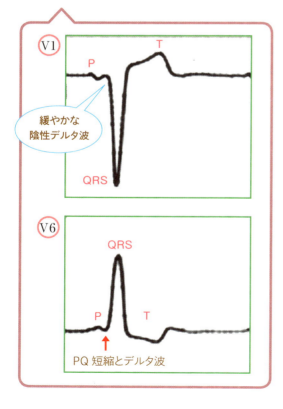

♥判読のポイント 洞調律で心拍数は62拍/分、V1-3誘導でR波増高不良、V5-6誘導で幅広いQRS波、中隔性q波がなく、さらに二次性ST-T変化を認めます（図11）。

これらの所見からは完全左脚ブロックのようにもみえますが、心電図をよくみるとP波とQRS波が接しており、PQ間隔は0.12秒未満と短縮しています。このPQ短縮の所見からWPW症候群を疑い、さらに心電図を詳しく判読すると、Ⅰ、Ⅱ、Ⅲ、aVF、V5-6誘導でQRS波の起始部は緩やかに変化しており、デルタ波と考えることができます。一方、V1-2誘導でQRS波の起始部は緩やかに下降しており、これはV5-6誘導に描かれた陽性デルタ波の逆像に相当する陰性デルタ波となっています。以上から、B型WPW症候群の心電図と判読できます（図12）。

図12 B型WPW症候群

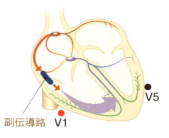

・ドクターからコメント

図11と図13は、とても似ている心電図です。間違いやすいので、しっかり鑑別できるようにしてください。

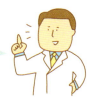

図13 完全左脚ブロック

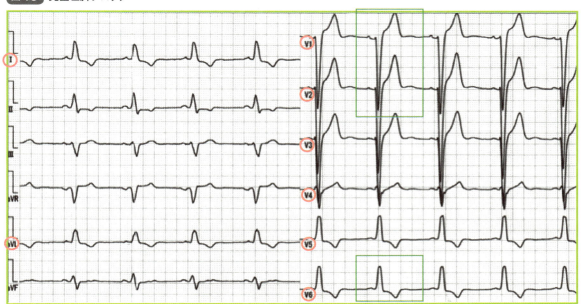

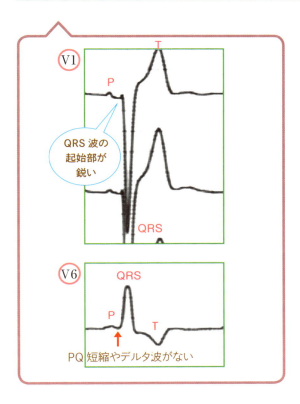

♥判読のポイント　洞調律で心拍数55拍/分。PQ間隔は0.16秒と正常。V1-4誘導で、R波増高不良。V5-6誘導で、幅広いQRS波。Ⅰ、aVL誘導とV5-6誘導で、中隔性Q波がなく、二次性ST-T変化を認めます（図13）。

B型WPW症候群の心電図と非常に似ていますが、PQ短縮とデルタ波の有無で鑑別できます。この心電図はPQ短縮を認めず、さらにQRS波の起始部は、とても鋭く描かれており、デルタ波のような緩やかな変化は認めません。したがって、完全左脚ブロックの心電図と判読できます（55ページ参照）（図14）。

図14 完全左脚ブロック

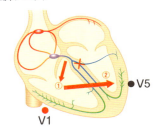

似ている異常波形の鑑別 ③ C型WPW症候群と陳旧性前壁心筋梗塞

C型WPW症候群と陳旧性前壁心筋梗塞の心電図は、波形が似ています。特にQS波や異常Q波を描く陰性デルタ波を判読して、2つを鑑別できるようにしましょう。

図15 C型WPW症候群

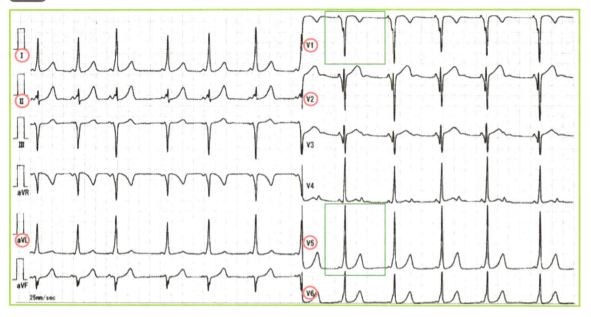

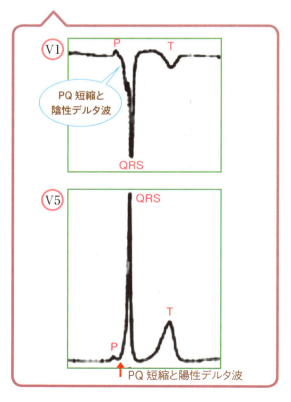

♥**判読のポイント** Ⅰ、Ⅱ、aVF、V5誘導で、P波は陽性、各心拍で同じ形のため洞調律です。続けてⅡ誘導でPQ間隔を判読すると、P波とQRS波が接しており、0.12秒未満と短縮しています。さらに、Ⅰ、aVL、V5-6誘導をみると、QRS波の起始部が緩やかに変化しており、<u>陽性デルタ波</u>を認めます。V1-2誘導ではQS波、異常Q波を認め、<u>一見すると陳旧性前壁心筋梗塞（図17）と誤った判読をしそうになりますが、これは、V5-6誘導の陽性デルタ波の逆像に相当する陰性デルタ波</u>です（図15）。

PQ短縮とデルタ波から、C型WPW症候群の心電図と判読できます（図16）。

図16 C型WPW症候群

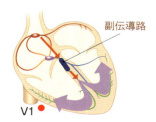

•ドクターからコメント

図15と図17は、とても似ている心電図です。間違いやすいので、しっかり鑑別できるようにしてください。

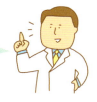

図17　陳旧性前壁心筋梗塞

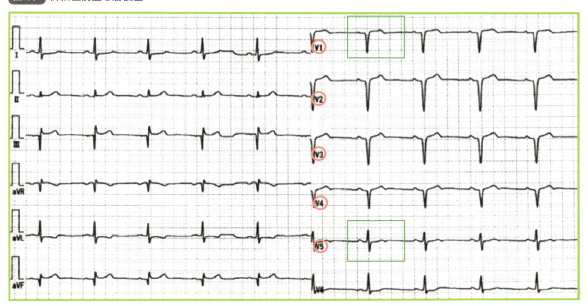

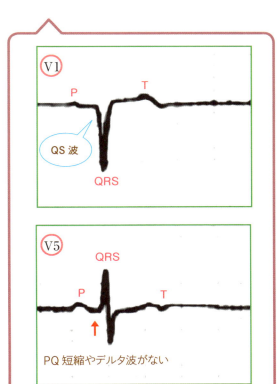

♡判読のポイント　Ⅰ、Ⅱ、aVF、V5誘導でP波は陽性、かつ各心拍で同じ型のため、洞調律です。心拍数は62拍/分、PQ間隔は0.12秒と正常です。QRS波の幅は狭く、V1-4誘導にQS波を認めます。PQ短縮やデルタ波は認めません（図17）。

これらの点から、陳旧性前壁中隔心筋梗塞の心電図と判読できます（57ページ参照）（図18）。C型WPW症候群とは、PQ短縮とデルタ波の有無で鑑別できます。

図18　陳旧性前壁中隔心筋梗塞

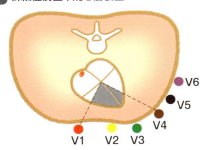

♥右脚ブロック様のQRS波とST上昇、めまいなどの症状がみられたら

Brugada症候群 (Brugada's syndrome)

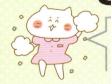

失神を主訴に外来受診。来院時の心電図でBrugada型の所見を認めたため、精査、加療目的で入院となりました。

図1 Brugada症候群

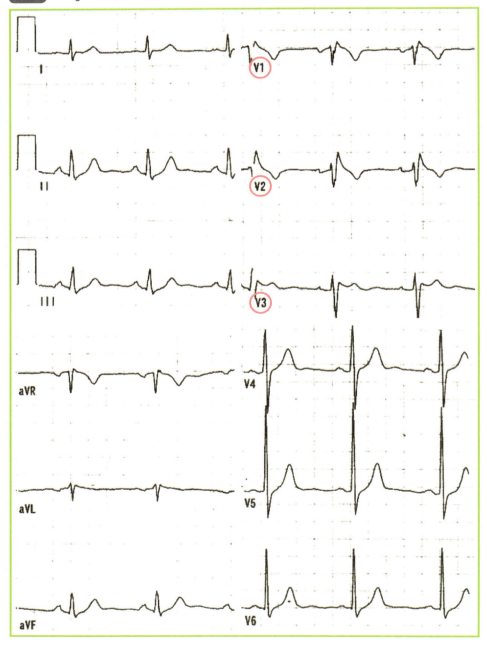

♡心電図 右側胸部誘導V1-3のQRS波に、右脚ブロック（54ページ参照）の所見を認めます。さらに、これらの誘導をよくみると、右脚ブロックのQRS波に加え、ST部分の上昇を認めます（図1）。この特徴的な心電図を、Brugada型心電図といい、なかでも、めまい、失神などの自覚症状がある場合や突然死の家族歴がある場合を、Brugada症候群といいます。

Brugada症候群とは？

　Brugada症候群は、1992年にスペインのBrugada兄弟によって、致死性不整脈である心室細動を発生して突然死する可能性がある疾患として報告されました。

　心電図は12誘導心電図における右側胸部誘導の右脚ブロック様波形とST上昇を認め、この特徴的なST上昇には、coved型といわれる上に凸型の入り江のような形と、saddleback型といわれる下に凸型の馬の鞍のような形のタイプがあります（図2）。V1-2誘導のST上昇の所見は、通常記録する第4肋間の電極位置よりも1肋間上、つまり第3肋間でより明瞭に描かれることがあります。このため、Brugada症候群を疑った場合は、V1-2誘導を1肋間上でも記録してみましょう。

　Brugada症候群の患者さんは、心臓の構造や働きは正常であり、発作を起こすまではまったく普通の生活を送っています。致死性不整脈の発作は夜間や早朝、食後や飲酒後、発熱時などに起こることがあり、抗うつ薬や抗不整脈薬のピルジカイニドなどのナトリウムチャネル遮断薬が誘因となる場合もあり、注意が必要です。

　心筋ナトリウムチャネルを構成するSCN5A、機能修飾要素のGPD1-L、心筋カルシウムチャネルCACNA1C、カリウムチャネルKCNJ8などの遺伝子異常が全体の約30％に認められ、しばしば家族性に発症しますが、日本では家族にブルガダ症候群の患者さんがいないのに発症する孤発例も多くみられます。

　日常臨床では健康診断や人間ドックで指摘されて来院する場合が多く、このようなBrugada型の心電図所見がある健常者にしばしば遭遇します。Brugada症候群の有病率は0.15％、さらに症状がないBrugada症候群の突然死などの発生率は年0.3〜4.0％と、実際に突然死に至る人は多くありません。しかし、失神したことがある場合や、近い血縁者に若くして突然死した人がいる場合は、注意が必要です。特に、失神などの症状がある場合の予後は悪く、年間で10〜15％の発生率があり、たとえ内服治療を行っても約30％に心事故が発生するため、入院して詳しく精査しなければいけません。

図2　Brugada症候群に特徴的なST上昇

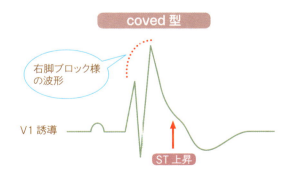
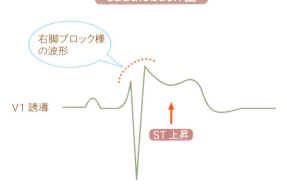

図3 運動負荷試験

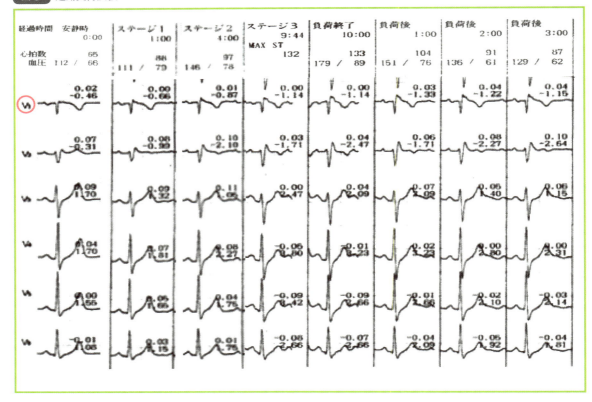

♥判読のポイント 図3は、運動負荷試験を行ったときのV1-6誘導の心電図です。特にV1誘導のQRS波とST部分に着目して判読してください。運動負荷試験前の安静時はQr型のQRS波を認め、ST部分は基線とほぼ同じ高さです。しかし運動負荷を行い、特に負荷中止後の回復期になると、同部はcoved型に変化し、ST上昇があらわれ、Brugada症候群に特徴的な波形に変化しています。このように、Brugada症候群では、運動負荷試験において、特に回復期にQRS波形の変化やST上昇などの特徴的な所見があらわれます。

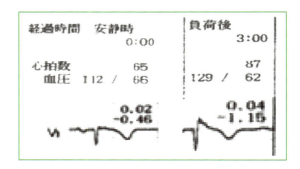

♥検査と診断 Brugada症候群では、運動負荷試験による負荷中止後の回復期や、ピルジカイニド負荷試験で、右側胸部誘導のST部分が、さらに上昇する所見を認めることがあります。

このため、本症例ではBrugada症候群の診断のために、運動負荷試験（図3）、ピルジカイニド負荷試験（図4、図5）を行いました。次に、虚血性心疾患の除外のために冠動脈造影検査、電気生理検査による心室頻拍、心室細動といった致死性不整脈の誘発試験（図6）を行いました。

運動負荷試験やピルジカイニド負荷試験ではBrugada症候群が疑われ、冠動脈造影検査は有意狭窄なし、電気生理検査では心室頻拍、心室細動が誘発されました。

以上の各検査結果から、本症例をBrugada症候群と診断しました。

図4　通常の第4肋間で記録したピルジカイニド負荷試験

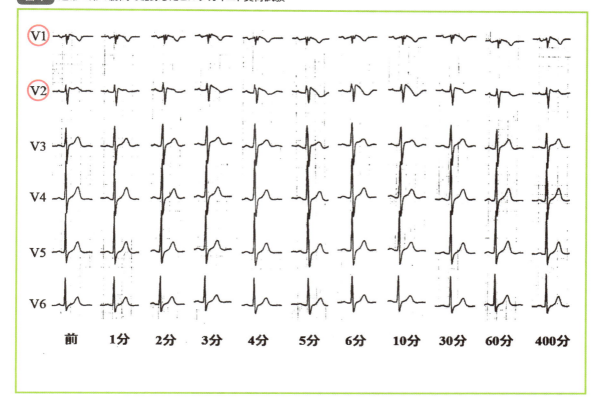

図5　V1-2誘導を第3肋間で記録したピルジカイニド負荷試験

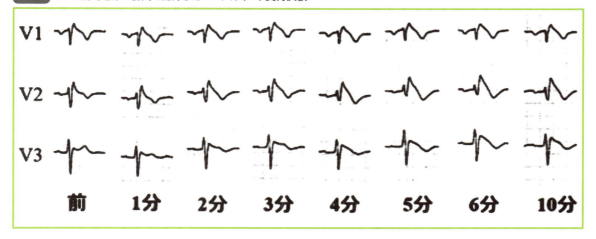

💗**判読のポイント**　Brugada症候群では、その特徴的なV1-2誘導でのST上昇の所見が、通常記録する電極位置よりも1肋間上、つまり第3肋間で、より明瞭となることが知られています。このためピルジカイニド負荷試験を、通常の第4肋間（図4）と、さらに1肋間上の第3肋間でV1-2誘導を記録（図5）して行いました。ピルジカイニドを静注後2分より、V1-2誘導でcoved型ST上昇がさらに上昇し、V3誘導でsaddleback型ST上昇がcoved型に変化し、ST部分がさらに上昇しています。

以上の結果から、ピルジカイニド負荷試験を陽性と判断し、終了しました。

図6 電気生理学的検査による致死性不整脈の誘発試験

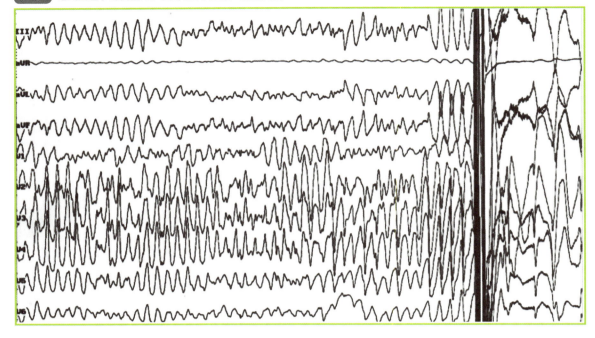

♥検査と診断 電気生理学的検査による心室頻拍・心室細動の誘発試験を行いました。心室頻拍、心室細動が誘発され、すぐに電気的除細動を行い、洞調律に回復しました（図6）。

♥治療 Brugada症候群の致死性不整脈に対する確実な治療として、<u>植込み型除細動器（implantable cardioverter defibrillator：ICD)</u>の植え込みを行います。

心室細動や多形性心室頻拍、心停止を起こした場合は、ICD植え込みの適応です。また、Brugada型心電図で失神の既往がある場合、突然死の家族歴がある場合、電気生理学的検査で心室細動が誘発された場合など、将来致死性不整脈の発作を起こす可能性が高いと考えられる場合は、ICD植え込みを検討します。

ICD植え込みにより致死性不整脈による突然死をほぼ防ぐことができます。一方、薬物治療に確実なものはありませんが、ICD植え込みを行った患者さんに対して、発作の頻度を減らすためにベプリジルやジソピラミド、シロスタゾールなどを投薬する場合があります。また心室細動が繰り返し発生する<u>電気的嵐（electrical storm）</u>という危険な状態が発生したときは、イソプロテレノールの有効性が報告されています。

・ドクターからコメント

Brugada型の心電図変化を認め、めまいや失神、突然死の家族歴がある場合は、Brugada症候群を疑ってかかりましょう。

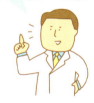

症例 ① （V1-2誘導で）
右脚ブロック様波形にST上昇をみつけたら……（Brugada症候群）

失神のため受診し、12誘導心電図を記録しました。

図7 Brugada症候群

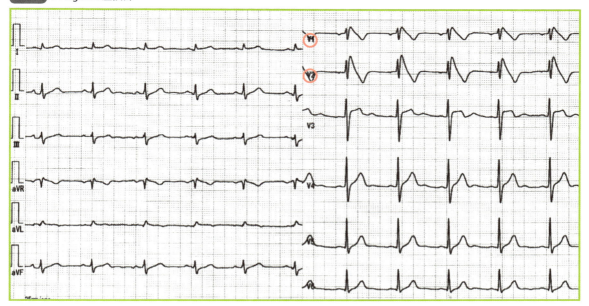

♥心電図 Ⅰ、Ⅱ、aVF、V5誘導でP波は陽性、各心拍で同じ形のため、洞調律です。心拍数は65拍／分。PQ間隔は0.15秒（5mm以内）、QRS幅は0.10秒（3mm未満）、QTcは0.43秒（0.46秒未満）、QRS軸は23°と正常です。

♥判読のポイント 続けてQRS波を判読すると、V1-2誘導でrsr´、RsR´を描き、右脚ブロック様波形を認め、またST部分が上昇しています。特にV1-2誘導のST上昇はcoved型を示し、Brugada症候群に特徴的な所見です（図7）。

♥検査と診断 入院して運動負荷試験、ピルジカイニド負荷試験、電気生理学的検査による心室頻拍・心室細動の誘発試験などを行い、Brugada症候群と診断されました。

・ドクターからコメント

Brugada症候群はV1-3誘導のST異常のタイプから、3つに分類されています。QRS波の終点、ST部分の始点であるJ点で0.2 mV以上のST上昇がありcoved型でT波が陰転している場合をタイプ1、ST上昇が0.1 mV以上でsaddleback型をタイプ2、ST上昇が0.1mV未満でsaddleback型またはcoved型をタイプ3といいます。

タイプ1の有病率は学童で0.005％、成人では0.1〜0.3％で、加齢とともに増加します。発症率は年間14〜15人／10万人、平均発症年齢45歳と、比較的若年から中年の男性に多く発症し、突然死は年間0.5％前後の頻度と考えられています。失神は安静時または夜間睡眠中、心室細動の発作は、おもに副交感神経の緊張時や交感神経の緊張低下時に生じやすく、特に心室細動は20時〜8時、季節は春から初夏に多くみられます。

♥ ST上昇と鏡像のST低下をみつけたら

急性心筋梗塞 (acute myocardial infarction：AMI)

AMIの診断・治療の流れや似た波形との鑑別

症例❶ 〈V1-4誘導で〉ST上昇をみつけたら……（急性前壁中隔心筋梗塞）

1時間前からの胸痛で救急搬送されました。

図1 急性前壁中隔心筋梗塞

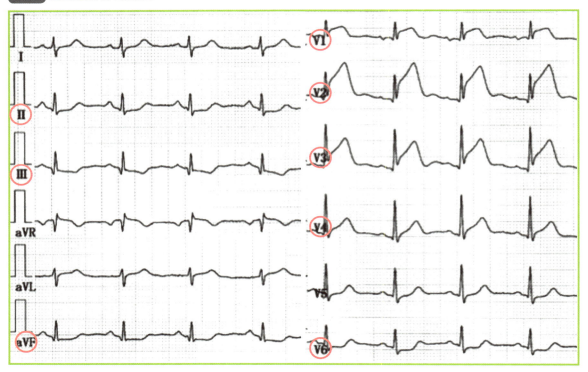

♥心電図 Ⅰ、Ⅱ、aVF、V5誘導でP波は陽性、各心拍で同じ形のため、洞調律です。心拍数は73拍/分。PQ間隔は0.16秒（5mm以内）、QRS幅は0.10秒（3mm未満）、QTcは0.456秒（0.460秒未満）、QRS軸は74°と正常です。

♥判読のポイント 次にST変化を判読します。肢誘導ではⅡ、Ⅲ、aVF誘導にST低下を認め、胸部誘導ではV1-4誘導にST上昇、V6誘導にST低下を認めます。このように1枚の心電図にST上昇とST低下の両方の所見がある場合は、通常ST上昇を有意とし、ST低下はST上昇の鏡像（75ページ参照）と考えます。胸痛と、心電図で冠動脈の支配領域に一致したST上昇を認めたときは、急性心筋梗塞を疑います（図1）。

V1-4誘導は前壁中隔領域であり、冠動脈の左前下行枝が灌流している領域です。

V1-4誘導のST上昇とⅡ、Ⅲ、aVF誘導の鏡像によるST低下から、急性前壁中隔心筋梗塞と診断できます（76ページ参照）。

検査 心エコー図で前壁中隔領域の壁運動低下の所見を認めました。すぐに冠動脈造影検査を行い、左前下行枝中間部の完全閉塞を認め（赤矢印）、急性前壁中隔心筋梗塞と診断しました。

治療 血行再建術として冠動脈インターベンション治療を行い、速やかに再灌流に成功（図2）、救命することができました。

図2 冠動脈インターベンション治療前（左）と治療後（右）

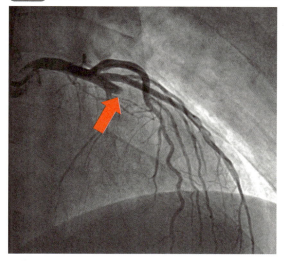
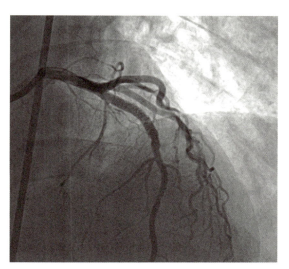

右前斜位で撮影した左冠動脈造影です。左前下行枝の中間部が完全閉塞しており、同部が責任病変の急性前壁中隔心筋梗塞と診断しました。

血行再建術として冠動脈インターベンション治療を行い、速やかに再灌流に成功、責任病変部にステントを留置し、病変部は良好に拡張され、手技を終了しました。

急性心筋梗塞とは？

冠動脈内の動脈硬化の一部に亀裂が生じるプラーク破綻によって、急速に血栓ができる病態を急性冠症候群といい、なかでも冠動脈が完全に閉塞した状態を急性心筋梗塞（acute myocardial infarction：AMI）といいます。現在わが国では3大死因のひとつであり、年間15万人が発症し、約30％が死亡しています。このうち約50％は発症から10分以内、約80％が30分以内に死亡し、約半数は病院到着前に死亡しています。

一方、AMIに対する再灌流療法の進歩によって、専門施設における院内死亡率は6〜8％と良好な成績です。特に発症70分以内に治療を受けた場合の死亡率は1.3％と極めて低いのですが、発症1時間以内に来院できる患者さんは20％未満です。

AMIの治療は時間との闘いです。緊急度、重症度を的確に診断し、速やかに治療を開始、または適切なタイミングでCCUがある専門施設に搬送することが重要であり、この第一歩が、正確な心電図の判読です。

似ている異常波形の鑑別 ① 急性前壁中隔心筋梗塞の超急性期と早期再分極

急性前壁中隔心筋梗塞の超急性期と早期再分極の心電図は、V1-4誘導でST上昇がみられるため、波形が似ています。2つを鑑別できるようにしましょう。

図3 急性前壁中隔心筋梗塞の超急性期

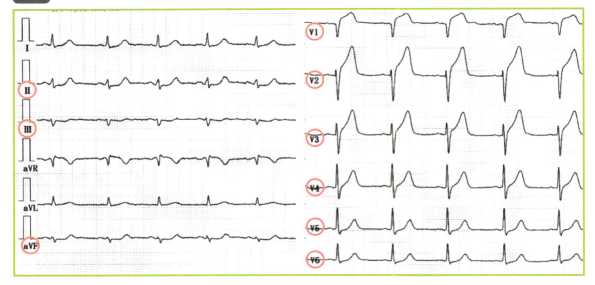

患者さんが突然の胸痛を自覚し、15分経過しても改善せず、ナースコール。すぐに心電図を記録しました。

♥心電図 Ⅰ、Ⅱ、aVF、V5誘導でP波は陽性、かつ各心拍で同じ形のため洞調律です。心拍数は65拍/分。PQ間隔は0.15秒（5mm以内）、QRS幅は0.10秒（3mm未満）、QTcは0.451秒（0.460秒未満）と正常で、QRS軸は-6°です（図3）。

♥判読のポイント 続けてST変化を判読すると、肢誘導でⅡ、Ⅲ、aVF誘導にST低下を認めます。胸部誘導では、V1誘導でST上昇、V2-4誘導でST上昇と左右対称性のT波の増高、V5-6誘導はST上昇はありませんが、左右対称性のT波を認めます。これは、急性前壁中隔心筋梗塞の超急性期の心電図です。急性心筋梗塞の超急性期は左右対称性のT波の増高を認め、ときに早期再分極（201ページ参照）の心電図と非常に似ています。しかしながら、早期再分極ではもちろん胸痛はありませんし、T波も左右非対称で、鏡像のST低下もありません。わかりやすい診断の鍵は、鏡像のST低下です。胸痛に伴ってあらわれる左右対称性のT波増高と、鏡像のST低下を認めた場合は、急性心筋梗塞の超急性期を疑ってかかりましょう。

♥治療 すぐに心エコー図を記録し、前壁中隔領域の壁運動低下を認めたため、冠動脈造影検査を行い、左前下行枝近位部が完全閉塞した急性前壁中隔心筋梗塞でした。再灌流療法として冠動脈インターベンション治療を行い、心筋壊死を最小限に止め、救命することができました。

・ドクターからコメント

急性前壁中隔心筋梗塞の超急性期と早期再分極の心電図の波形は、非常に似ています。しかし急性心筋梗塞と早期再分極では、もちろん病態や重症度はまったく異なります。このようなときは、机の上で心電図の判読に時間をかけるより、まずは患者さんのもとに急行することが大切です。患者さんをみれば、一目でその違いがわかると思います。

臨床の場で何かわからないとき、診断に迷ったとき、常にその答えは患者さんのもとにあるものです。

•ドクターからコメント

図3と図4はとても似ている心電図です。間違いやすいので、しっかり鑑別できるようにしてください。

図4　早期再分極

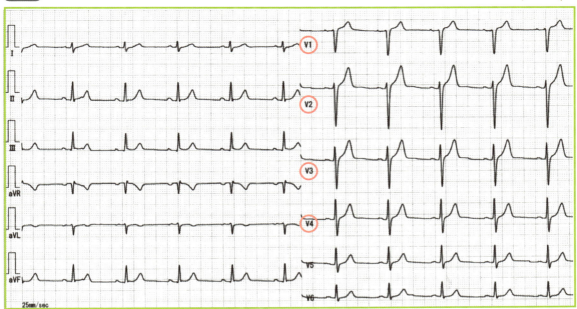

健康診断で記録された心電図です。胸痛はなく、昨年と比較して心電図の変化はありません。

♥判読のポイント　I、II、aVF、V5誘導でP波は陽性、かつ各心拍で同じ形のため、洞調律です。心拍数は63拍/分。PQ間隔は0.16秒（5mm以内）、QRS幅は0.10秒（3mm未満）、QTcは0.402秒（0.460秒未満）と正常で、QRS軸は86°です（図4）。

♥判読のポイント　V1-4誘導のST上昇とT波増高を認めます。急性前壁中隔心筋梗塞の超急性期の心電図と非常に似ています。しかしST上昇は下に凸型で、T波増高は左右非対称、さらに鏡像のST低下もみられません。昨年の心電図と比較して経時的な変化もなく、健康診断で記録された心電図であり、胸痛もないことから、この心電図は健常者にみられる早期再分極（71ページ参照）と判読できます。

•ドクターからコメント

健常者の早期再分極の心電図です。心電図だけをみると、早期再分極は、ときに急性前壁中隔心筋梗塞の超急性期（図3）と似ています。しかしながら、早期再分極は健常者にみられ、胸痛はなく、胸部誘導のST上昇は下に凸で、T波増高は左右非対称、鏡像のST低下もみられず、経時的な変化もありません（図4）。このため、臨床的には比較的簡単に鑑別することができます。

症例 2　（Ⅱ・Ⅲ・aVF誘導で）ST上昇をみつけたら……（急性下壁心筋梗塞）

2時間前からの胸痛で救急搬送されました。急性下壁心筋梗塞と診断したときは、右側誘導V3R-6Rも記録しましょう。

図5 急性下壁心筋梗塞

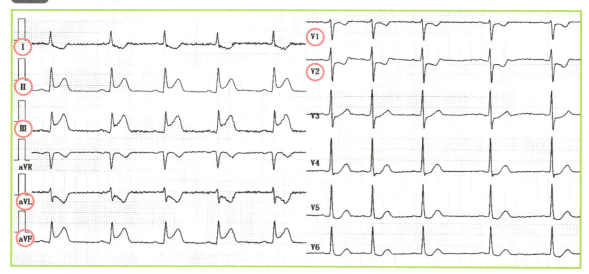

♥心電図　激しい胸痛のため、四肢がふるえ、基線が動揺しています。Ⅰ、Ⅱ、aVF、V5誘導でP波は陽性、かつ各心拍で同じ形のため洞調律です。心拍数は58拍/分。PQ間隔は0.18秒（5mm以内）、QRS幅は0.10秒（3mm未満）、QTcは0.407秒（0.460秒未満）、QRS軸は73°と正常です（図4）。

♥判読のポイント　続けてST変化を判読すると、肢誘導ではⅡ、Ⅲ、aVFでST上昇、Ⅰ、aVL誘導でST低下、胸部誘導ではV1-2誘導でST低下を認めます。Ⅱ、Ⅲ、aVF誘導のST上昇から、<u>急性下壁心筋梗塞</u>と診断し、Ⅰ、aVL、V1-2誘導のST低下は<u>鏡像</u>と判読しました。急性下壁心筋梗塞と診断したときは、右室梗塞の有無を評価することが重要です。このため、12誘導心電図に追加して、<u>右側誘導V3R-6Rを記録</u>します（図7）。

図6 右側誘導の電極をつける位置

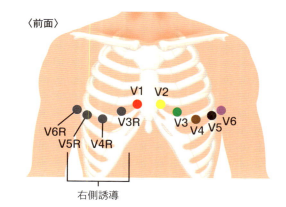

症例 ③ 右室梗塞の合併を確認しよう

図5で急性下壁心筋梗塞と診断し、続けて右側誘導V3R-6Rを記録しました。

図7 右側誘導の心電図

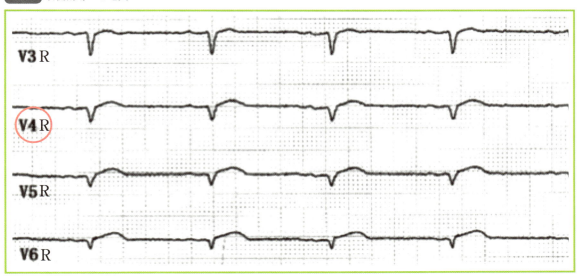

♥**判読のポイント** 右側誘導においては、正常ではrS波が描かれますが、本症例ではV3R-6R誘導にかけてQ波を認めます（図7）。また、わずかな変化ですが、V3R-6R誘導に向かって、ST上昇が漸増しており、このような<u>右側誘導のQ波や、V3R-6R誘導にかけてST上昇が増加する所見を認めたときは</u>、右室梗塞と診断します（図8）。右側誘導による右室梗塞の心電図診断にはいろいろありますが、なかでも<u>V4R誘導で1mm（0.1mV）以上のST上昇</u>がある場合は、右室梗塞の診断に特に有用で、本症例でもV4R誘導に1mm以上のST上昇を認めます。本症例は下壁梗塞が右室にも及んだ急性下壁心筋梗塞＋右室梗塞でした。

♥**治療** 右室梗塞をみつけたときは、ニトログリセリンなどの血管拡張薬は、著しい血圧低下をきたすことがあるため、原則として行ってはいけません。すでに血圧が低下している場合は、点滴による急速補液を行い、それでも改善が得られない場合は、カテコラミンを併用し、可及的早期に冠動脈インターベンション治療などの再灌流療法を行います。

図8 右側誘導と梗塞の部位

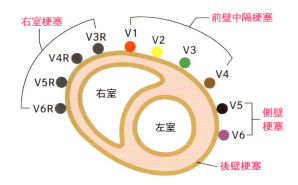

右の胸で右側誘導V3R・V4R・V5R・V6Rを記録します。

索 引

● あ行

移行帯	50
異常陽性U波	101、105、112
異所性心房調律	39
一時ペースメーカ	165、179
イベント心電図	16
陰性T波	87〜90、98
陰性U波	101、102、104
陰性波	28
植込み型除細動器（ICD）	152、196
右脚	12
右脚ブロック	54、186
右胸心	41、42
右軸偏位	51〜53
右室梗塞	81、203
右側誘導	21、75
うっ血性心不全	139
右房負荷	43〜45
運動負荷心電図	17
遠心性左室肥大	61、63、64

● か行

カルディオバージョン	154
冠性T波	74、89
完全右脚ブロック	54、186
完全左脚ブロック	55、188
完全房室ブロック	174、178
冠動脈	10
冠攣縮性狭心症	70、73
期外収縮	128
偽性心室頻拍	185
基線	26
基本波形	26
逆行性P波	147
求心性左室肥大	61、62、64
急性下壁心筋梗塞	80、81、202
急性冠症候群	82、199
急性心筋梗塞（AMI）	70、72〜82、88、198
急性前壁中隔心筋梗塞	76、77、97、198、200
急性肺塞栓症	90、91
狭心症	72、84、85
鏡像	75
胸部誘導	14、20
虚血性心疾患	72、73、89、91
鋸歯状波	140
巨大陰性T波	87、88、92、95
記録紙	29
クボステック徴候	110
ケント束	183
高カリウム血症	99、109
恒久ペースメーカ	179
抗凝固療法	144
高周波カテーテルアブレーション治療	144、185
後天性QT延長症候群	108
後天性QT短縮症候群	115
広範囲前壁急性心筋梗塞	79
呼吸性洞不整脈	122

● さ行

再灌流療法	203
細動波（f波）	137
再分極	87
左脚	12
左脚ブロック	55、188
左軸偏位	51〜53
左室肥大	61、64
左房負荷	43、44、46
三環系抗うつ薬の中毒	111
軸偏位	51〜53
刺激伝導系	12、27
失神発作	139
自転車エルゴメータ	17
自動体外式除細動器（AED）	158、159
重症狭心症	102〜104
肢誘導	14、19
上室期外収縮（SVPC）	128、134
除細動	154
徐脈頻脈症候群	138、164、165
心筋梗塞	72〜74

心室期外収縮（PVC）	130	デルタ波	182
心室細動（VF）	107、152、155	電気的嵐	196
心室内変行伝導	135	電気的除細動器	152、154、158
心室頻拍（VT）	132、150	電極のつけ間違い	40
心尖部肥大型心筋症	92、93、97	テント状T波	87、99、109
心タンポナーデ	66	洞結節	12
心拍数	12、31	洞徐脈	126
心房期外収縮	128	洞調律	35〜38
心房細動（AF）	136、185	洞停止	164
心房粗動（AFL）	140	洞頻脈	124
心膜液貯留	65〜67	洞不整脈	122
ストレイン型 ST-T 変化	62、64	洞不全症候群（SSS）	161
スパイダービュー	102	洞不全症候群Ⅰ型	127、161、163
正常洞調律（NSR）	120	洞不全症候群Ⅱ型	161、164
尖鋭 P 波	43	洞不全症候群Ⅲ型	138、161、164
尖鋭 T 波	87	洞房ブロック	164
先天性 QT 延長症候群	108、114	特発性心室頻拍	151
先天性 QT 短縮症候群	115	時計方向回転	50
早期再分極	70、71、200	トルソー徴候	110
双極 aVF 誘導	25	トレッドミル	17
双極 V5 誘導	25		
僧帽弁閉鎖不全症	46		
粗動波（F 波）	140、142		

● な行

二相性波	36
二峰性 P 波	43、44、46
脳塞栓症	139

● た行

体循環	11
対側性変化	75
多形性心室頻拍	151
多源性心室期外収縮	132
たこつぼ心筋症	95〜97
単形性心室頻拍	151
単源性心室期外収縮	132
段脈	132
中隔性 q 波	59
陳旧性下壁心筋梗塞	58
陳旧性心筋梗塞	57、58
陳旧性前壁中隔心筋梗塞	57、60、190
通常型心房粗動	140
低カリウム血症	98、105、112
低カルシウム血症	109
低電位	65、67

● は行

肺気腫	45
肺循環	11
背部誘導	21、75
反時計方向回転	50
ヒス束	12
肥大型心筋症	93、94
非対称性中隔肥大	94
非通常型心房粗動	140
標準 12 誘導心電図	14
ピルジカイニド負荷試験	195
不応期	134
不完全右脚ブロック	54
ふたこぶ P 波	43、44、46
プルキンエ線維	12

平低 T 波 ･････････････････････････････ 87
ペーシングスパイク ･････････････････ 180
ペースメーカ ････ 139、165、173、175、179、180
房室回帰性頻拍（AVRT）････････ 145、147、184
房室結節 ･･････････････････････････ 12
房室結節リエントリー性頻拍（AVNRT）････ 145、146
房室接合部期外収縮 ････････････････ 128
房室ブロック ･･････････････････････ 167
補充収縮 ･････････････････ 163、164、177
補充調律 ･･･････････････ 163、164、174、177
発作性上室頻拍 ････････････････ 145、184
ホルター心電図 ･･･････････････････ 16

● ま行

迷走神経刺激法 ･･････････････････ 148
モニター心電図 ････････････････ 15、22

● や行

陽性波 ･･･････････････････････････ 28

● ら行

リエントリー ･･･････････････ 140、151
連発 ･････････････････････････････ 132
漏斗胸 ･･･････････････････････････ 47

● A

Adams-Stokes 発作 ･･････ 127、165、173
AED ･･････････････････････ 158、159
aVF 誘導 ･････････････････････････ 19
aVL 誘導 ･････････････････････････ 19
aVR 誘導 ･････････････････････････ 19
A 型 WPW 症候群 ･･････････ 183、186

● B

Bazett の式 ･････････････････････ 107
Brugada 症候群 ････ 70、156、160、192
B 型 WPW 症候群 ･･････････ 183、188

● C

CC5 誘導 ････････････････････････ 25
CHADS2 スコア ････････････････ 138
CM5 誘導 ････････････････････････ 25
coved 型 ･･･････････････････ 160、193
C 型 WPW 症候群 ･･････････ 184、190

● D

DC ショック ･･･････････････････ 154

● F

Fridericia の式 ･･････････････････ 109
f 波（fibrillation 波）･･････････････ 137
F 波（flutter 波）･･････････････ 140、142

● J

Jervell and Lange-Nielsen 症候群 ･･････ 114

● L

Lown 分類 ･･････････････････････ 130

● M

Master 二階段試験 ･････････････････ 17
Mobitz II 型 2 度房室ブロック ･･････ 172

● N

NASA 誘導 ･･････････････････････ 25

● P

- PQ 間隔 ……………………………………… 30
- P 波 ………………………………… 26、34～47
- P´波 ………………………………… 129、134

● Q

- QRS 軸 ……………………………………… 51～53
- qrs 波 …………………………………… 49、65
- QRS 波 ……………………………… 26、48～67
- QRS-T 波 …………………………………… 27
- QRS 波の幅 ………………………………… 30
- QS 波 ……………………………… 49、56～59
- QTc（補正 QT 間隔）…………………… 30、107
- QT 延長 ……………………… 30、107～115、153
- QT 間隔 ……………………………… 30、106～116
- QT 短縮 ………………………………… 108、115、116
- QT 短縮症候群 ……………………………… 115、116
- q 波 ………………………………………… 59
- Q 波 ………………………………… 49、56、58

● R

- R on T 型心室期外収縮 …………………… 107、131
- Romano-Ward 症候群 ……………………… 114
- Rubenstein 分類 …………………………… 162
- RR 間隔 ……………………………………… 30
- r 波 ………………………………………… 60
- R 波 ……………………… 49、54、61～63、111

● S

- saddleback 型 ……………………………… 160、193
- Ｓ Ⅰ Ｑ Ⅲ Ｔ Ⅲ ……………………………… 90
- ST 上昇 …………………………… 69～71、73～81
- ST 低下 ……………………………… 69、83、84
- ST 部分 …………………………………… 68～85
- ST-T 変化 ………………………… 63、64、112
- short run ………………………………… 132
- S 波 ……………………………………… 49

● T

- torsade de pointes（TdP）
  ……………………… 107、112、113、153、175
- T 波 ………………………………… 26、86～99
- T 波増高 …………………………………… 74

● U

- Ueda らの分類 ……………………………… 183
- U 波 ……………………………… 26、100～105

● V

- V1-6 誘導 ………………………………… 20
- V5 変法誘導 ……………………………… 25
- V3R-6R 誘導 ……………………………… 21
- V7-9 誘導 ………………………………… 21

● W

- Wenckebach 型 2 度房室ブロック ………… 170
- WPW 症候群 ……………………………… 146、182

● 数字

- 12 誘導心電図 ………………… 14、18、117、118
- 1 度房室ブロック ………………………… 168
- Ⅰ誘導 ……………………………………… 19
- 2 度房室ブロック ………………………… 170
- Ⅱ誘導 ……………………………………… 19
- 3 度（完全）房室ブロック ………………… 174
- Ⅲ誘導 ……………………………………… 19

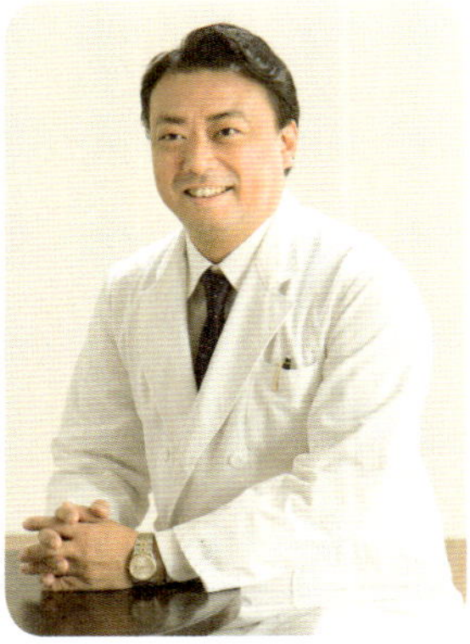

著者プロフィール

大島 一太（おおしま かずたか）

医師・医学博士／大島医院 院長

東京医科大学循環器内科学分野
東京医科大学八王子医療センター循環器内科 兼任講師
日本看護協会看護研修学校 非常勤講師

平成８年東京医科大学卒業、同大学院修了。
東京医科大学内科学第２講座（現 循環器内科学分野）入局、東京医科大学八王子医療センター循環器内科、救命救急部、聖路加国際病院循環器内科に勤務。東京医科大学循環器内科助教、東京医科大学八王子医療センター医長を経て、現職。長年にわたり全国で心電図の教育セミナーを開催し、受講生は１万人以上に及ぶ。各学会や、日本看護協会、日本臨床衛生検査技師会認定心電検査技師研修会、東京都看護協会、東京都臨床衛生検査技師会など、各分野で広く心電図の教育、研修講演を担当。日本不整脈心電学会心電図検定問題作成委員も歴任している。
主な著書に『あなたの家族が病気になったときに読む本 狭心症・心筋梗塞』（講談社）、『Dr.大島一太の心電図講座 心電図の読み方』、『やさしい心電図の読み方・活かし方』（看護の科学社）、『電話で伝える心電図 ドクターコールの要点』、『Dr.大島一太の７日でわかる心不全』（日総研出版）などがある。

staff
- 本文デザイン／佐瀬裕子
- イラスト／高村あゆみ　西間木恭一　赤川ちかこ　新井麻衣子
- 図版／小林真美　稲富麻里
- 校正／中村緑
- 心電図提供／山科章先生（P.80）
- 写真協力／フクダ電子株式会社
  （P.14～18、P.22、P.154、P.158～159、P.179）
- 編集協力／ WILL（赤司洋子、滝沢奈美、田中有香）　小川由希子
- 編集担当／ナツメ出版企画（梅津愛美）

本書に関するお問い合わせは、書名・発行日・該当ページを明記の上、下記のいずれかの方法にてお送りください。電話でのお問い合わせはお受けしておりません。
・ナツメ社webサイトの問い合わせフォーム
https://www.natsume.co.jp/contact
・FAX（03-3291-1305）
・郵送（下記、ナツメ出版企画株式会社宛て）
なお、回答までに日にちをいただく場合があります。正誤のお問い合わせ以外の書籍内容に関する解説・個別の相談は行っておりません。あらかじめご了承ください。

これならわかる！ 心電図の読み方 ～モニターから12誘導まで～

2017年９月１日　初版発行
2025年６月20日　第28刷発行

著　者　大島一太
発行者　田村正隆

ⓒOshima Kazutaka, 2017

発行所　株式会社ナツメ社
東京都千代田区神田神保町1-52　ナツメ社ビル1F　（〒101-0051）
電話　03（3291）1257（代表）　FAX　03（3291）5761
振替　00130-1-58661

制　作　ナツメ出版企画株式会社
東京都千代田区神田神保町1-52　ナツメ社ビル3F　（〒101-0051）
電話　03（3295）3921（代表）

印刷所　株式会社リーブルテック

ISBN978-4-8163-6306-1
〈定価はカバーに表示しています〉〈落丁・乱丁本はお取り替えします〉

Printed in Japan

本書の一部または全部を著作権法で定められている範囲を超え、ナツメ出版企画株式会社に無断で複写、複製、転載、データファイル化することを禁じます。

ナツメ社Webサイト
https://www.natsume.co.jp
書籍の最新情報（正誤情報を含む）はナツメ社Webサイトをご覧ください。